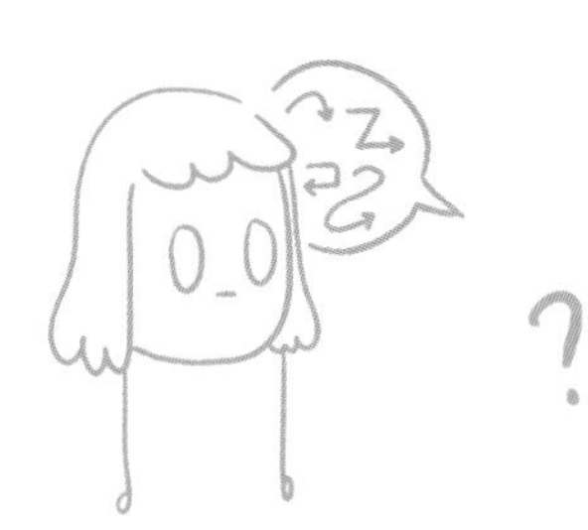

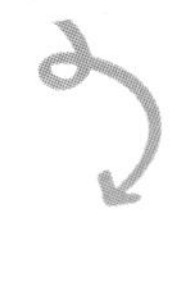

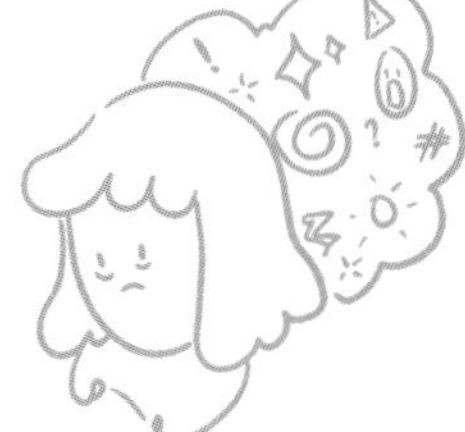

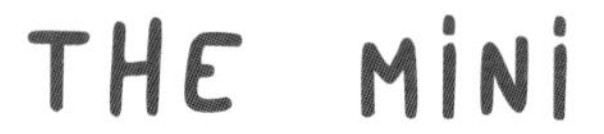

# THE MINI ADHD COACH

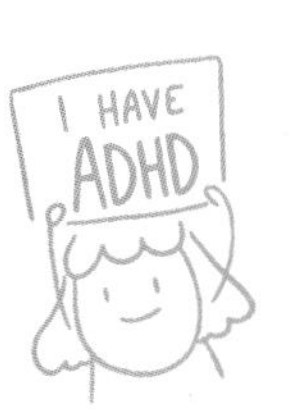


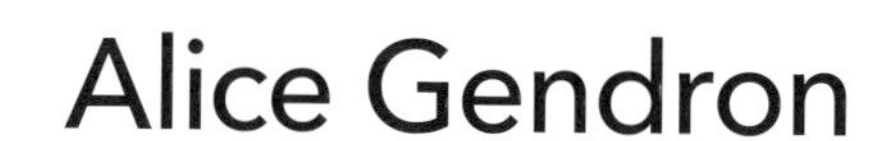

Alice Gendron

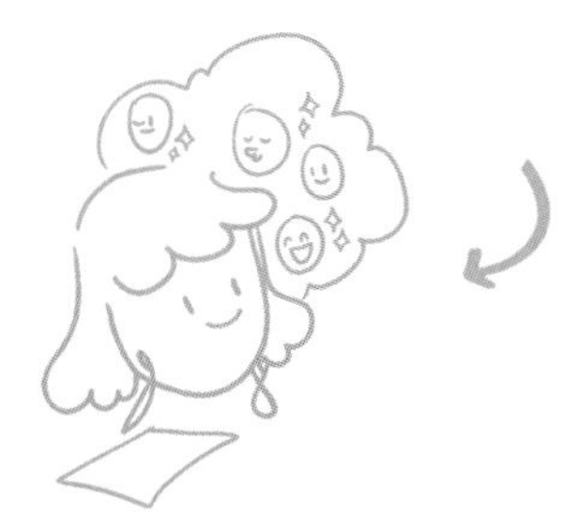

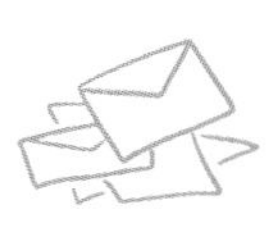

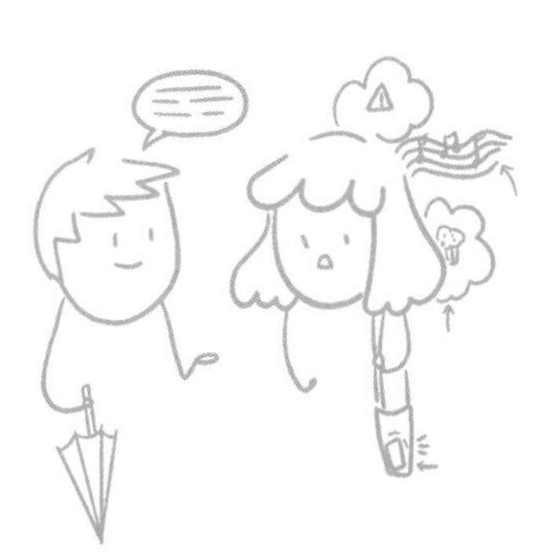

earth 032

**ADHD 迷你教練課：瞭解自己，讓生活更輕鬆的小訣竅**

**原著書名**／The Mini ADHD Coach: How to (finally) Understand Yourself
**作者**／愛麗絲・詹德隆（Alice Gendron）
**譯者**／陳毅澂
**責任編輯**／辜雅穗 **封面設計**／李東記 **內頁排版**／葉若蒂 **印刷**／卡樂彩色製版印刷有限公司

**發行人**／何飛鵬 **總經理**／黃淑貞 **總編輯**／辜雅穗

**出版**／紅樹林出版 臺北市南港區昆陽街 16 號 4 樓 電話 02-25007008
**發行**／英屬蓋曼群島商家庭傳媒股份有限公司城邦分公司 客服專線 02-25007718
香港發行所／城邦（香港）出版集團有限公司 電話 852-25086231 Email hkcite@biznetvigator.com
馬新發行所／城邦（馬新）出版集團 Cité(M)Sdn. Bhd. 電話 603-90578822 Email cite@cite.com.my
**經銷**／聯合發行股份有限公司 電話 02-291780225

2025 年 2 月初版 定價 480 元 ISBN 978-626-99417-0-4


**國家圖書館出版品預行編目 (CIP) 資料**

ADHD 迷你教練課 : 瞭解自己 , 讓生活更輕鬆的小訣竅 / 愛麗絲 . 詹德隆 (Alice Gendron) 著 ; 陳毅澂譯 .
-- 初版 . -- 臺北市 : 紅樹林出版 : 英屬蓋曼群島商家庭傳媒股份有限公司城邦分公司發行 , 2025.02
208 面 ; 17*19 公分 . -- (Earth ; 32)
譯自 : The mini ADHD coach : how to (finally) understand yourself.
ISBN 978-626-99417-0-4( 平裝 )
1.CST: 過動症 2.CST: 注意力缺失 3.CST: 生活指導
415.9894　　113020764

前言 1
我到底出了什麼問題？ 2
如何使用本書 7

第一部
ADHD入門課 8

第一章 什麼是 ADHD？ 10
什麼是 ADHD？ 11
ADHD 的三種類型 18
ADHD 或是 ADD？ 22
ADHD 有多常見？ 23
對 ADHD 的誤解 24

第二章 ADHD 診斷 28
誰可以診斷 ADHD 29
ADHD 衡鑑 30
ADHD 症狀 31
為何這麼多人成年後才診斷出 ADHD？ 36
關聯疾病 38

第三章 診斷出 ADHD 後會怎樣？ 40
整理好情緒 41
和身邊的人談談 44
尋找支援 47

第四章 ADHD 小辭典 52

第二部
有ADHD的一天 66

第三部
ADHD祕訣 168

結論 202
致謝 203
索引 204

# 前言

**如果你的思考方式與眾不同，代表大放異彩的時刻到了**

世界瞬息萬變。智能型企業不再由思考模式相同的團隊所組成。他們意識到思路不同的人有其價值，那些異數能在這個「新世界」的混亂中理出頭緒。

我的神經多樣性（neurodiversity）和閱讀障礙幫助我從不同角度看待世界，挑戰現狀，同時幫助其他人從不同角度看待閱讀障礙。「閱讀障礙思維」（Dyslexic Thinking）在全球最大的職涯平台領英（LinkedIn）上被認為是一種技能，更於 2022 年正式成為字典的新名詞。我們這些具有神經多樣性的群體終於瞭解，現在輪到我們對於自己的差異開誠布公並感到驕傲，與其勉強融入，不如挺身而出……當我們這麼做，就能促成偉大的事情發生。

閱讀障礙與 ADHD 常常共伴發生，兩者多半都被視為挑戰而非優勢。而且，就像閱讀障礙，許多 ADHD 的人並未被診斷出來，只能獨自摸索，無法全盤認識自己的思考模式，找出有哪些簡單的改變能夠讓他們保持最佳狀態。

你能透過這本精彩的書籍理解並感同身受 ADHD，獲得超級實用的工具與建議以幫助你管理 ADHD 的大腦。本書也提供風趣、引人共鳴的插圖，涵蓋 ADHD 的所有面向。我希望鼓勵所有 ADHD 的人，不管老少，都能掌握自己不可思議的大腦，並以與眾不同的思考方式為傲。

**凱特・格里格斯（Kate Griggs）**

《這才是閱讀障礙》（*This is Dyslexia*）作者

Made By Dyslexia 組織創辦人

# 我到底出了什麼問題？

多年來我都問自己這幾個問題：

- 為什麼我沒辦法對新興趣持之以恆？
- 為什麼我無法控制自己，不停打斷他人說話？
- 為什麼我無法專心工作或做作業？
- 為什麼我不能準時付帳單？
- 為什麼我老是忘記跟牙醫的約診？
- 為什麼我常常把植物養死？

小時候，這些問題從我腦海蹦出來，然後越來越明顯。20 多歲時，這些問題非常困擾我。快 30 歲時，它們讓我非常不開心。最後總結為：「我到底出了什麼問題？」

現在我懂了，答案是：沒有。我完全沒有問題。我的困難與行為都是完全正常的……對一個有 ADHD 的人來說。

我 29 歲時被診斷為 ADHD，在線上社群的分享幫助我瞭解，在 ADHD 的人當中，我的「古怪之處」才是常態，在我身上發生的怪事再正常不過了。

回頭來看，我人生中 ADHD 一直都很明顯。我是富有創意的小孩，因為多嘴和不由自主的好動而受到處罰。我是充滿夢想的青少年，可以花好幾個小時專心創作，卻無法在課堂上專心

## 人生有許多時刻

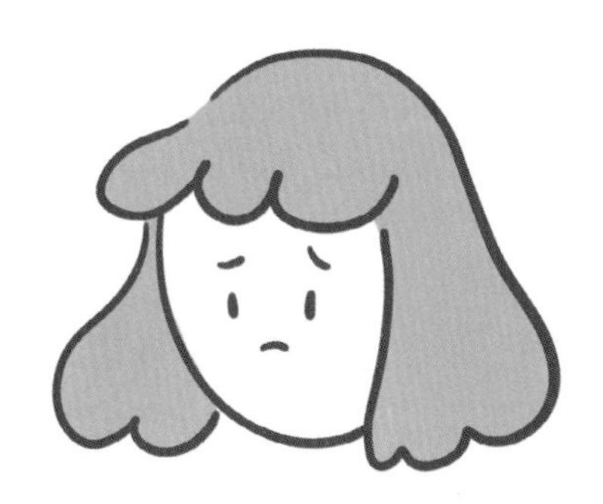

## 我總是在想我是不是有什麼問題？

聽講。我是充滿疑惑的青年，在不同職業之間搖擺不定，每張帳單都逾期。我花了好幾個月天人交戰，才終於鼓起勇氣去預約衡鑑（assessment）。我好害怕被忽視，以為自己在幻想。但是我亟需一個答案，只能姑且一試。

當為我進行衡鑑的精神科醫師不經意地說：「你有很明顯的 ADHD。」我感覺肩上的重擔瞬間輕了不少。我知道我能停止每天問自己：「有什麼毛病？」我有了答案，我有了能夠研究與理解的課題。最重要的是，我不再孤單。

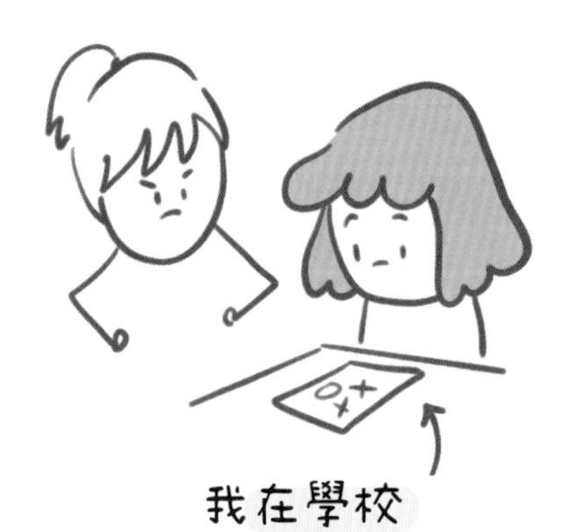

我在學校
犯了太多錯……

我對於學習新事物
很有熱忱……

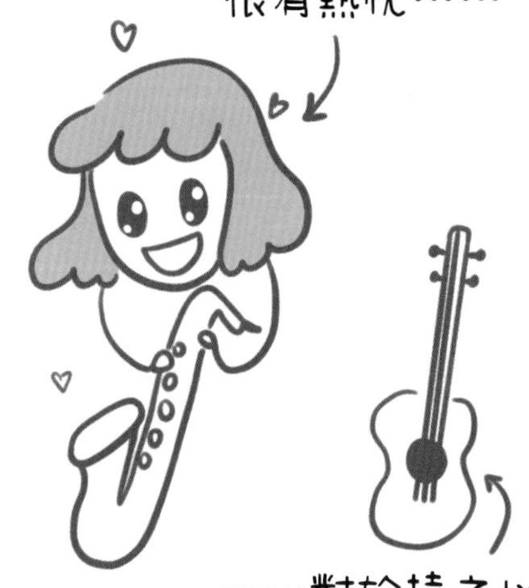

……對於持之以恆
則興趣缺缺

我管不住
自己的嘴……

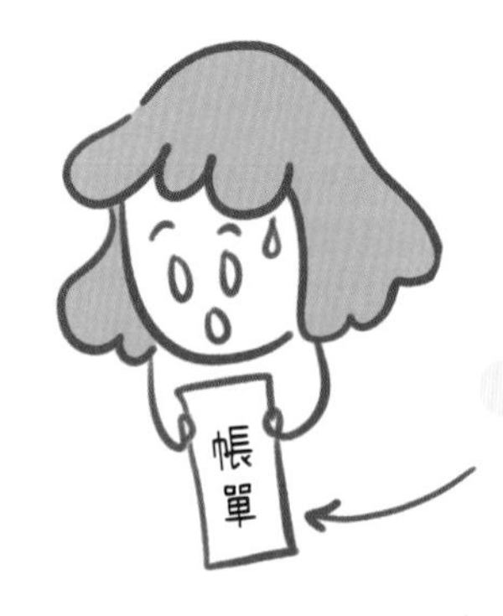


我難以承擔
成人的責任

ADHD

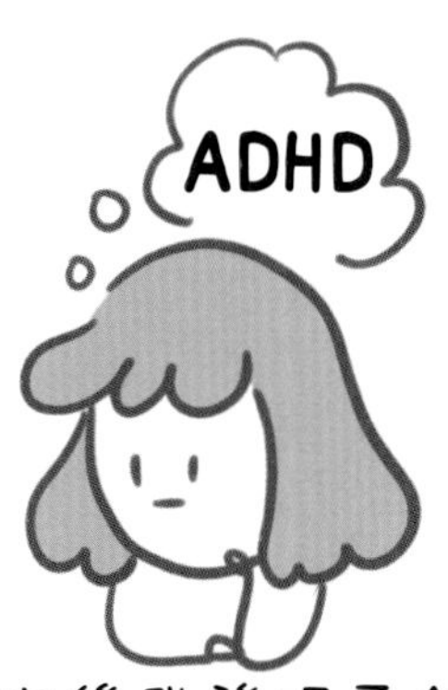

之後我發現了ADHD，
也開始懷疑我有 ADHD……

ADHD
跳來跳去
靜不下來

這個念頭好可怕，
而且好像
不太對

ADHD?
懶惰
而已？

我懷疑了好幾個月，
才終於決定去找專業人士……

你有 ADHD，
很明顯啊！
!

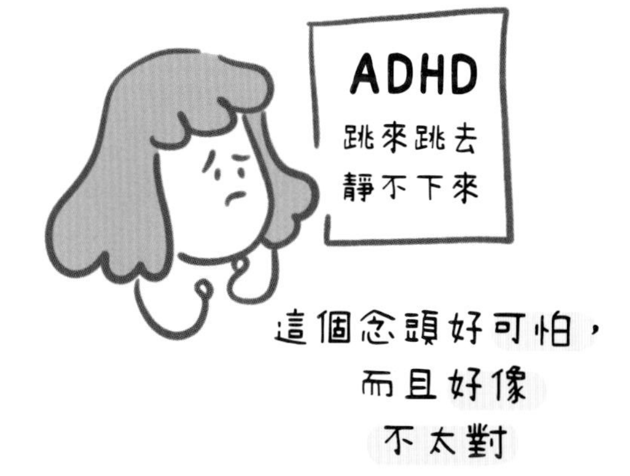

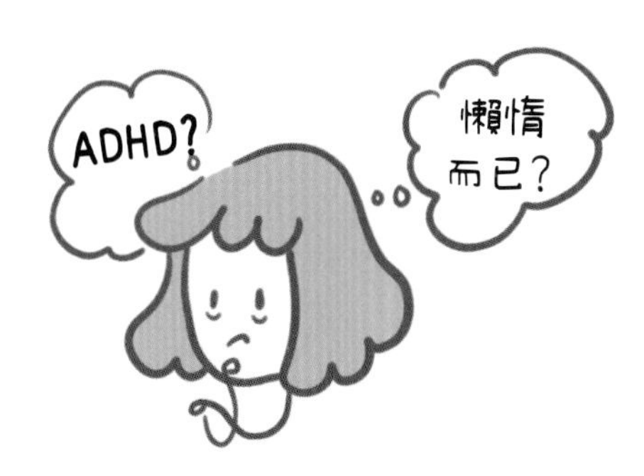

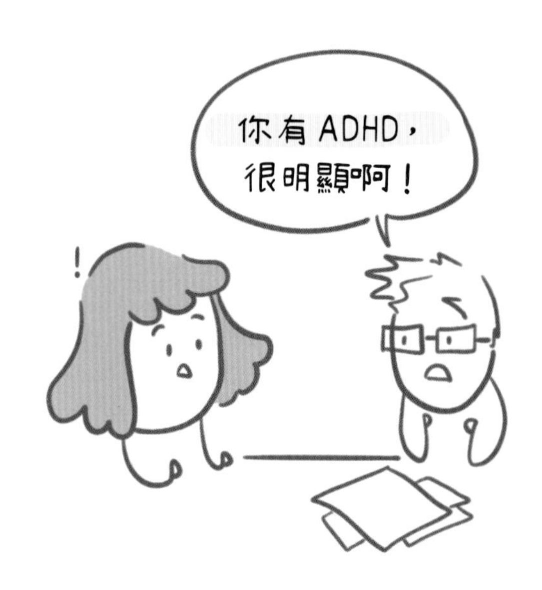

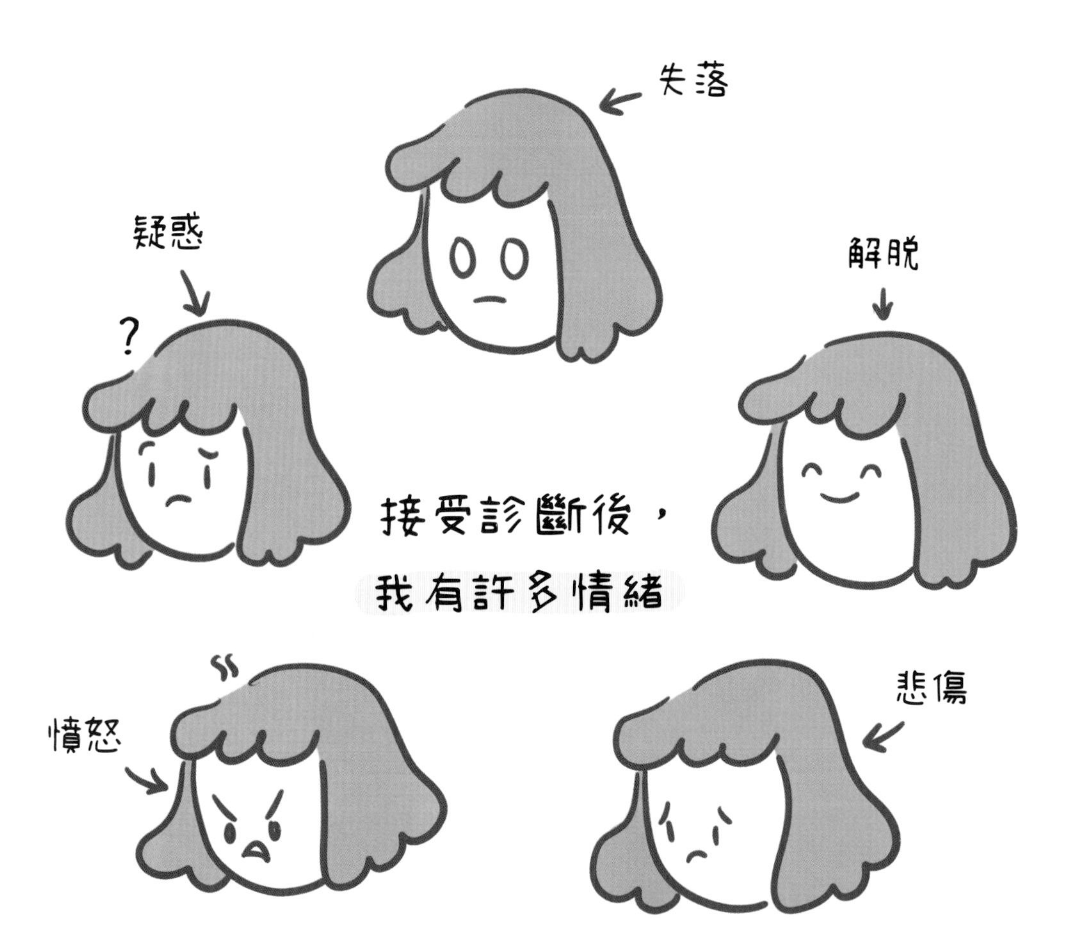
失落
疑惑
?
解脫
接受診斷後，
我有許多情緒
憤怒
悲傷

# 如何使用本書

當我 2020 年開始在 Instagram 貼出有關 ADHD 的插畫時，我只是想要透過分享我的經驗開啟對話。幾乎在一瞬間，許多人告訴我這些插畫讓他們很有共鳴，我的塗鴉讓他們對於自己的古怪與掙扎不會感到那麼孤單。

我希望這本書能帶給你同樣的感受。我想要你瞭解別人的正常不一定是你的正常，反之亦然。不管你是否診斷出 ADHD，或是剛要開始你的旅程。我希望閱讀本書可以幫助你瞭解你沒有什麼問題。你的感覺有其價值，你的掙扎也是真實的。你只是需要更瞭解自己。

如果是因為認識的人有 ADHD，而你想要更瞭解他們。恭喜，你真的是很棒的朋友。有人願意傾聽，並理解我們的經歷非常重要。這本書會幫助你瞭解有 ADHD 的生活樣貌是如何，以及做什麼可以幫助我們管理症狀。

這是一本有關 ADHD 的書，作者有 ADHD。所以你可以從任何一頁開始讀，甚至從結尾開始，可以邊讀邊走神、連續讀同一個段落 10 次，或是跳過你不想讀的部分。

# 第一部

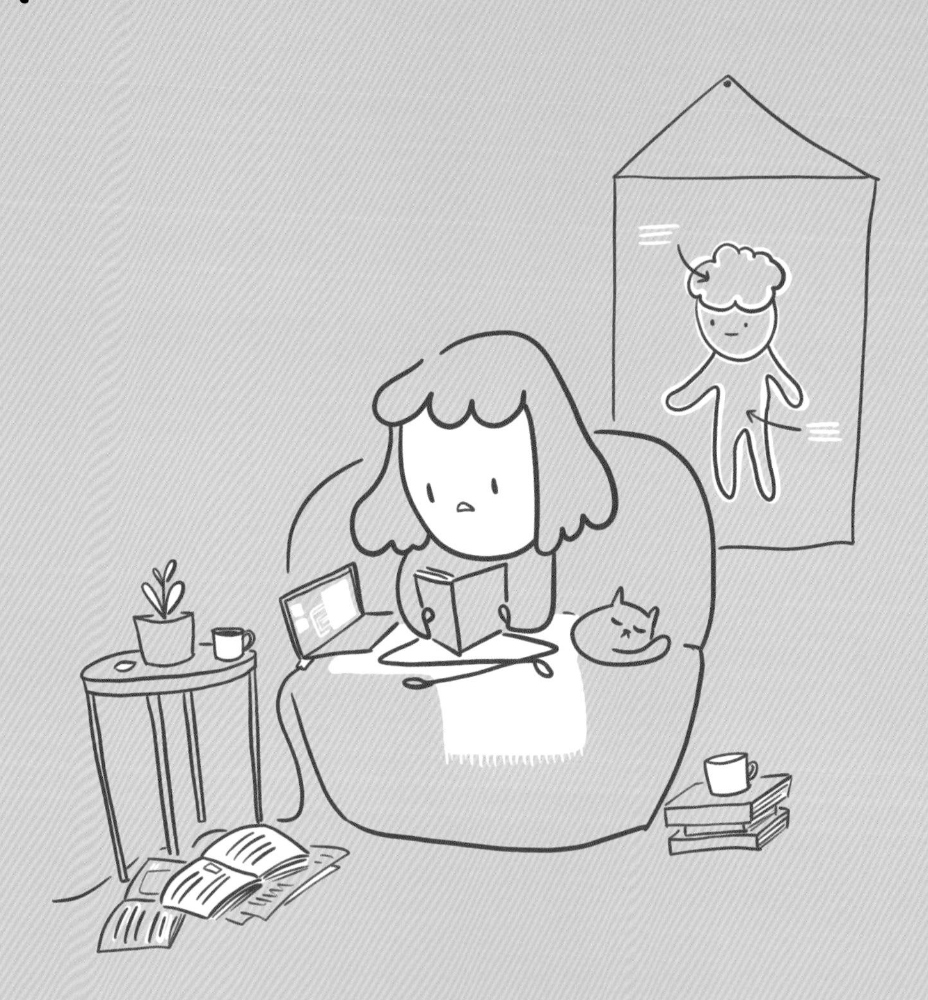

ADHD 是一種備受誤解的病症。人們對 ADHD 有許多錯誤觀念，它值得更透徹的理解，特別是那些與之生活的人更應該瞭解大腦如何運作，以及這些差異通常會帶來什麼挑戰，才能找到心靈祥和。知道為何有這樣的行為，更容易找到解方。知道我們不是唯一會有這種行為的人，會對自己比較寬容。

# ADHD 入門課

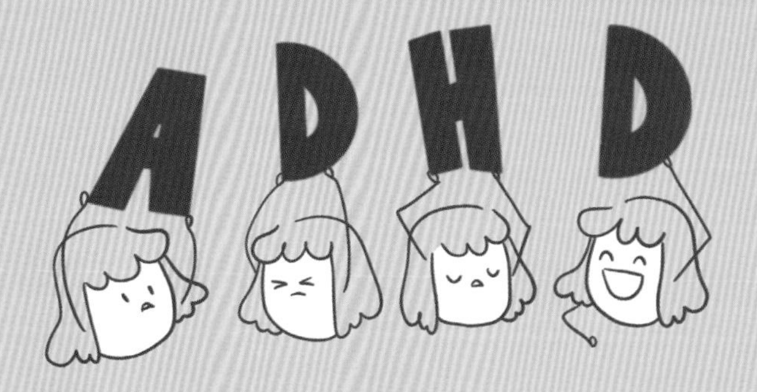


# 什麼是ADHD？

## 第一章

# 什麼是 ADHD？

被診斷為 ADHD 不代表你知道何謂 ADHD。我每天都聽到有人說自己小時候就被診斷為 ADHD，但他們並沒有意識到這對日常生活到底有何影響。我在 29 歲被診斷出來時也是如此。我得知我有 ADHD，但沒人解釋過這是什麼意思。現在就來一窺 ADHD 的真實面貌！

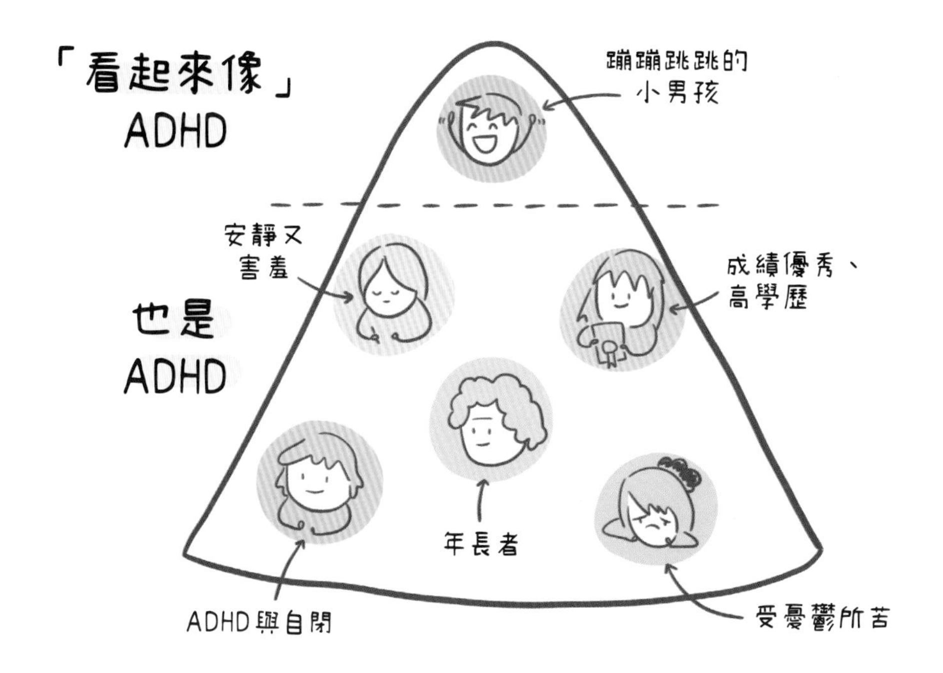

# ADHD是一種<br>神經發展障礙症

神經發展障礙症是指會影響腦部與神經系統發展的疾病。因此，有沒有 ADHD，大腦運作方式有差異。ADHD 是天生的，且會持續一生。。

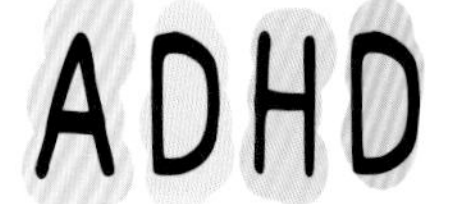


注意力（Attention）

不足（Deficit）

過動（Hyperactivity）

症（Disorder）

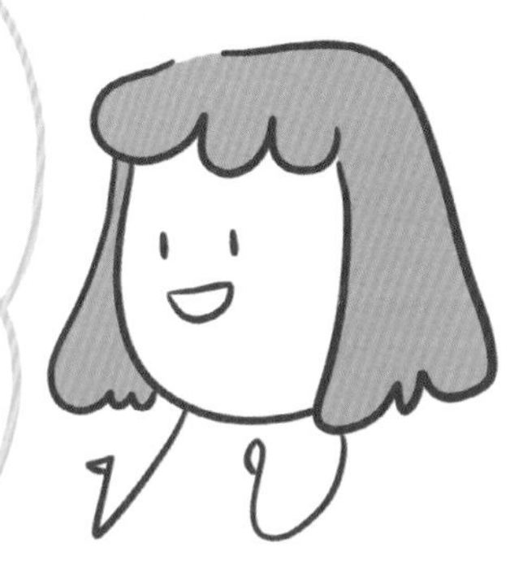

# ADHD（可能）是基因導致

科學家尚未完全明白 ADHD 的成因，越來越多專家相信它與基因有關。這可以解釋為何 ADHD 的遺傳機率達 80%。如果你的許多家人都有 ADHD，可能就是原因！

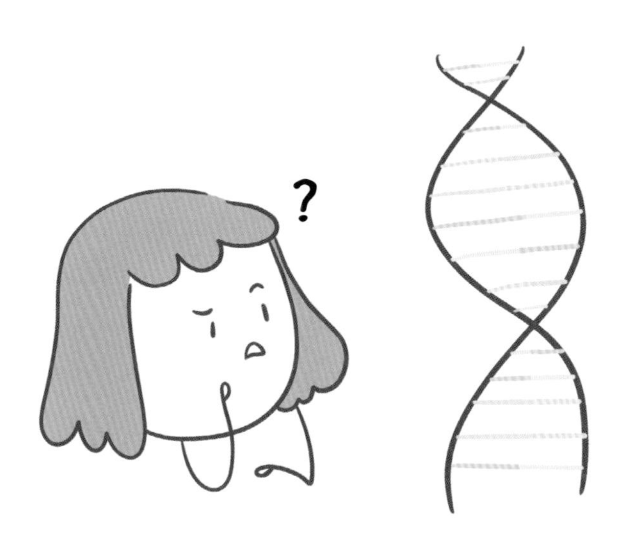

# ADHD與多巴胺有關

許多人相信 ADHD 可能與多巴胺有關。多巴胺是一種神經傳導素，主要與愉悅感和酬賞有關。一些研究指出，有 ADHD 的人體內多巴胺濃度較低。這是為何可以提高多巴胺濃度的刺激藥物有時會用於治療 ADHD。

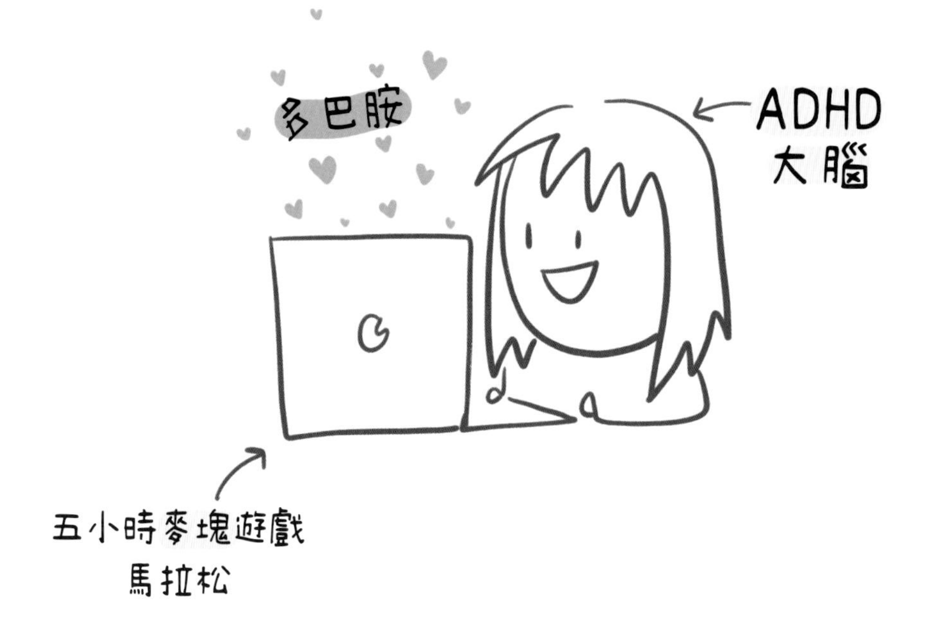

# 有ADHD代表大腦有所差異

ADHD 是一種神經發展障礙症，這代表有 ADHD 的人大腦發展與沒有 ADHD 的人不同。雖然對於 ADHD 的大腦研究有限，但在一項實驗中，科學家透過觀察腦部就能辨識出 79.3%診斷為 ADHD 的人。

## ADHD大腦有所不同

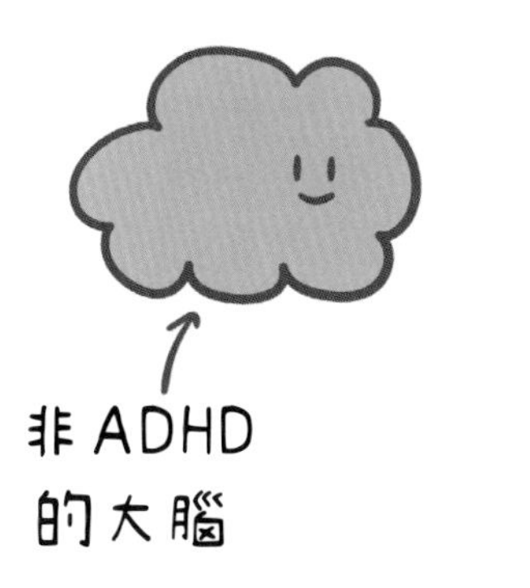


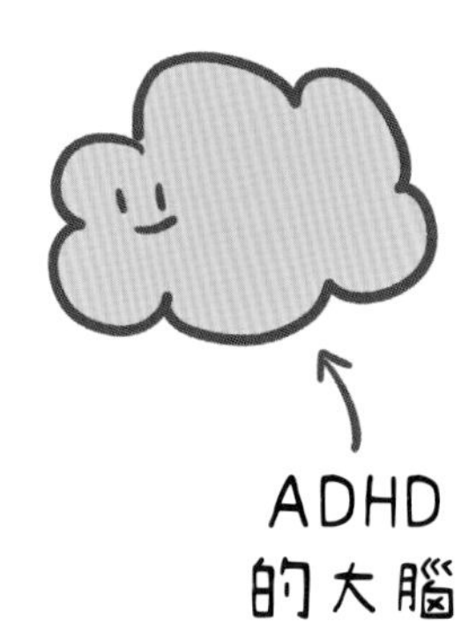

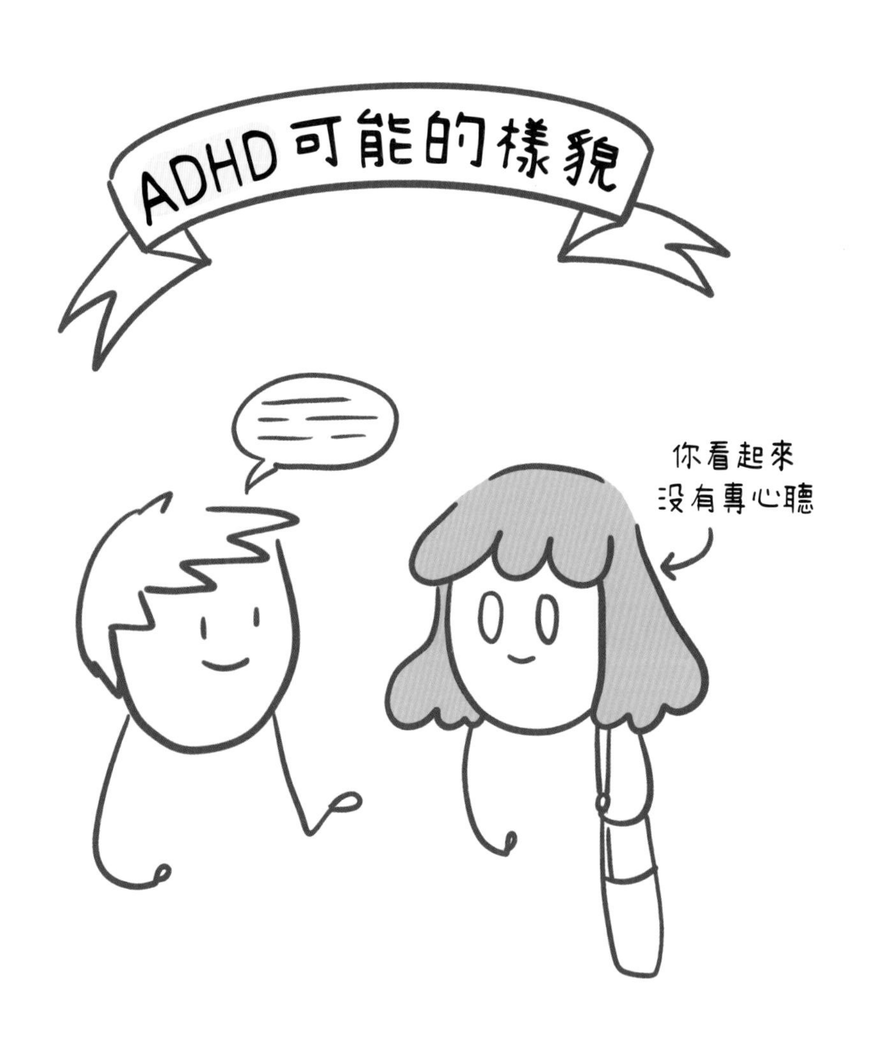
ADHD可能的樣貌
你看起來
沒有專心聽

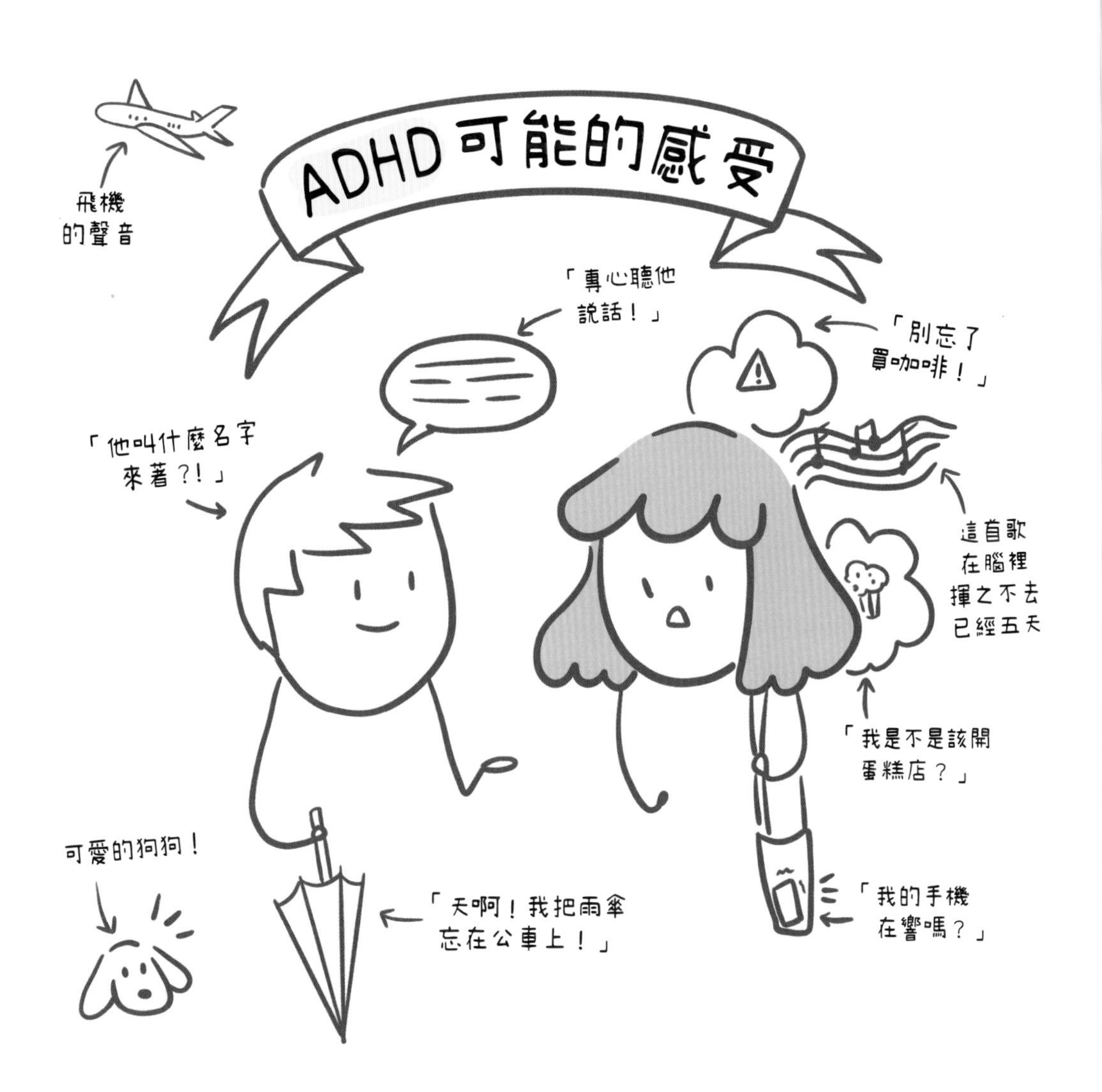
ADHD可能的感受
飛機
的聲音
「專心聽他
說話！」
「別忘了
買咖啡！」
「他叫什麼名字
來著？!」
這首歌
在腦裡
揮之不去
已經五天
「我是不是該開
蛋糕店？」
可愛的狗狗！
「天啊！我把雨傘
忘在公車上！」
「我的手機
在響嗎？」

# ADHD 的三種類型

你知道被診斷為 ADHD 的人，症狀差異很大嗎？這是因為每個人都有主觀經驗，此外，ADHD 有三種類型也是原因之一。

美國精神醫學會將其分為三種：

- 過動或衝動主導（predominantly hyperactive-impulsive）
- 注意力不足（predominantly inattentive）
- 混合型（combined）

每種類型都有特殊症狀，會對生活造成各種影響。即使人生中的某個時間點被診斷為有其中一種 ADHD（例如小時候被診斷為過動型），一生中還是有可能出現其他類型的症狀。許多有 ADHD 的人在成長歷程中學習如何掩飾過動型的症狀，在成人時被診斷為注意力不足型 ADHD。

# ADHD
# 過動型

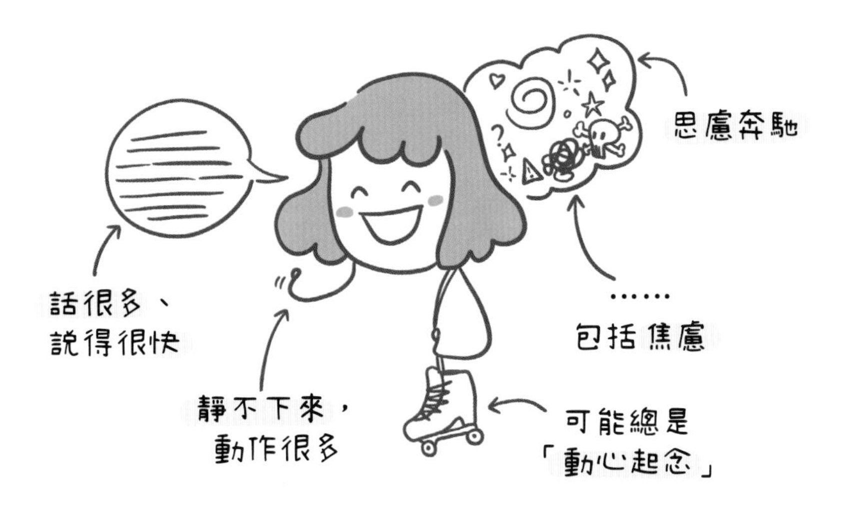


有這種 ADHD 表示主要經歷過動與衝動型症狀（下一章節中可以看到這種症狀的例子）。這不代表你不會受到注意力不足以及健忘的困擾，只是症狀跟注意力不足及混合型比起來不那麼明顯。有過動型 ADHD 的人可能會有心智過動、肢體過動的情形，或者兩者皆有。這種類型在學齡前孩童中十分常見，成人較少見。

# ADHD
# 注意力不足型

看起來像
沒有在聽
別人說話
做很多
白日夢
很難保持
專注
經常
忘東忘西
容易分心

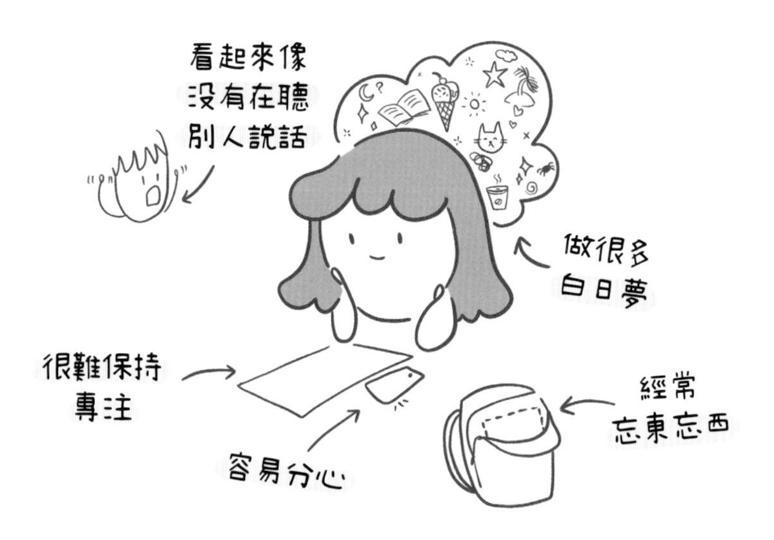

有注意力不足 ADHD 的人常常被說「愛做白日夢」。他們多半有健忘、分心以及注意力不足的困擾。他們可能看起來有一點「心不在焉」，沉浸在自己的思緒中。有注意力不足型 ADHD 的人通常肢體過動的症狀較少。

# ADHD 混合型

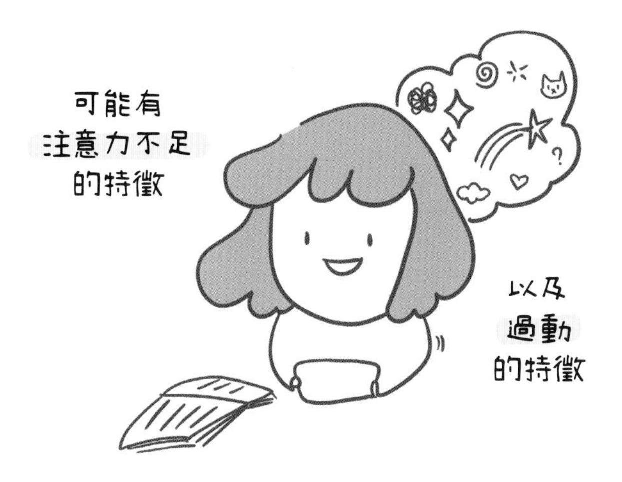


這類人會有注意力不足和健忘的困擾，也會表現出過動與衝動。症狀強度因人而異，他們有時會掩飾自己的過動及衝動。許多成年之後診斷為 ADHD 的人是混合型，跟肢體過動的經驗相比，他們通常有更多的心理過動症狀。

# ADHD 或 ADD？

在多數國家已棄用 ADD 這個詞，改用 ADHD。ADD 用於形容具有 ADHD，但是過動症狀較輕微的人。1987 年，美國精神醫學會統一用 ADHD 取代 ADD。

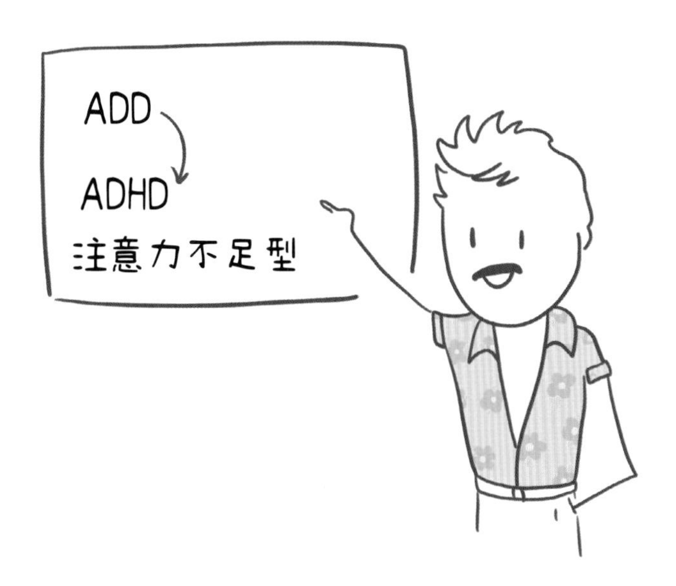


1994 年開始有 ADHD 亞型的概念。如果你之前被診斷為 ADD，現在可能會被診斷為 ADHD 注意力不足型。

# ADHD 有多常見？

人們常常訝異於身邊不少人有 ADHD，它並非罕見疾病，而且越來越廣為人知，越來越多人在討論。成人的 ADHD 盛行率估計為 2.8%，你認識的人中很可能有人有 ADHD。

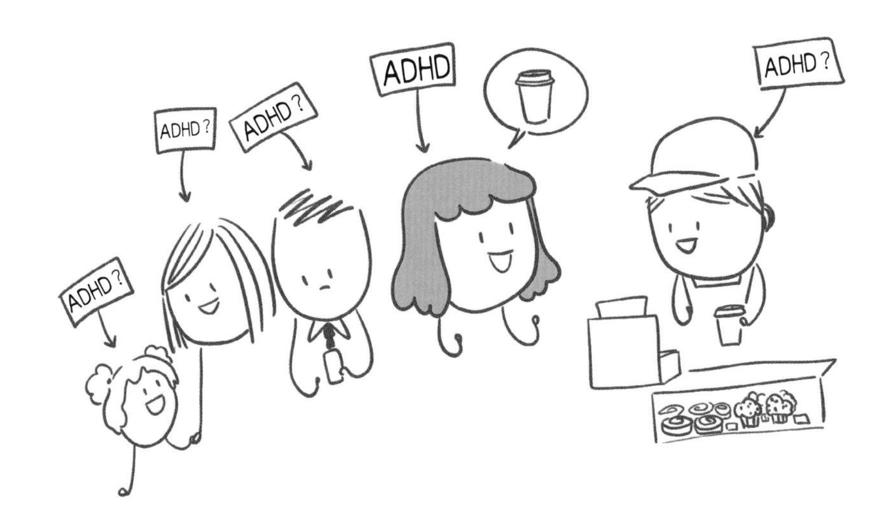


某些研究估計，美國有 ADHD 的人高達成年人口的 4.4%，有將近 1,500 萬潛在 ADHD 人口！由於誤診情況不少，許多成人未被診斷出來，有些國家甚至沒有搜集相關資料，所以確切數字並不容易統計。

# 對 ADHD 的誤解

## 「男生才會得ADHD」



很長一段時間，ADHD 常讓人聯想到動來動去的小男孩，無法乖乖坐好，容易大發脾氣。這種看法過時且充滿刻板印象，跟複雜的現實相去甚遠。ADHD 對每個人的影響都不同，與性別或年齡無關。



## 「ADHD只是懶惰」



有 ADHD 的人較會拖延？沒辦法開始一項工作？的確如此，這是因為懶惰嗎？當然不是。做同一件事情，有 ADHD 的人需要花費更多心力。把 ADHD 當成懶惰有害無益，還未診斷出 ADHD 的人經常有強烈的羞愧感，覺得自己「只是懶惰」。實際情形比這更加複雜。

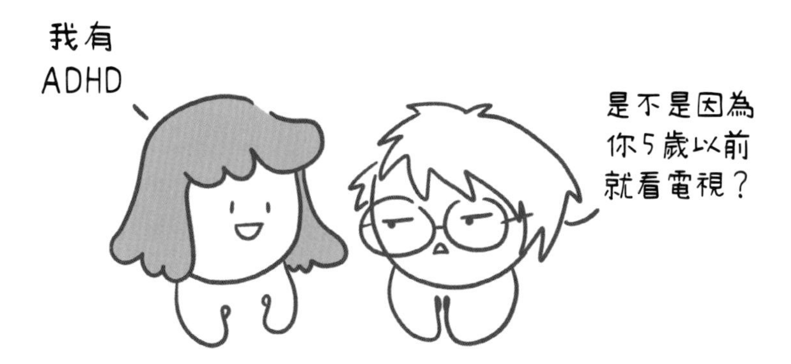


# 「ADHD是因為父母不盡責」

吃太多糖、看太多電視、玩太多玩具……許多人會告訴你他們覺得 ADHD 是因為父母沒教好。雖然 ADHD 的成因尚未完全明瞭，但我們已經知道與遺傳有關，並不是成長背景造成。

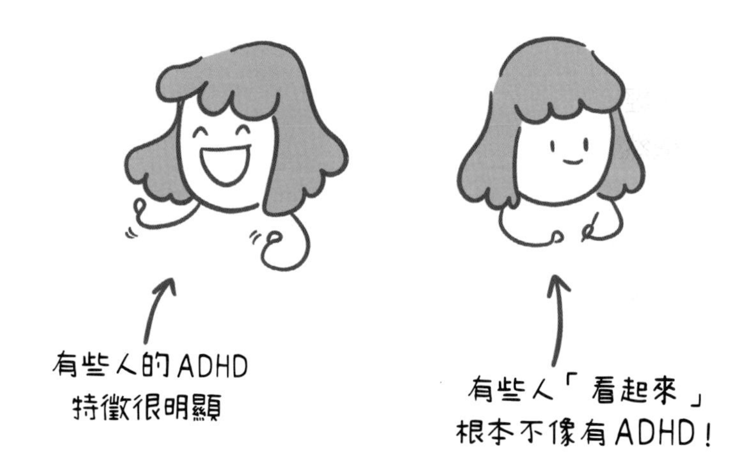


## 「ADHD很明顯」

這種誤解就是很多人還未診斷出 ADHD 的原因。ADHD 不一定很明顯（雖然也有很明顯的例子！）很多時候，你無法確認某人到底有沒有 ADHD。這是因為每個有 ADHD 的人都不一樣，行為與反應都是獨一無二的。這也是為何 ADHD 並不一定容易診斷，我們在下一章節會看到相關內容。

ADHD 還有很多有待研究的因素。即使這些因素都已經有完整的研究，也有傑出專家在討論，ADHD 依然受到許多誤解。我希望這個章節幫助你理解更多，而不會覺得一下太難消化。在下一章節，我們會探討關於 ADHD 診斷所有你需要知道的一切！要記得：

ADHD 是孩童最常見的
發展障礙症。

ADHD 的大腦與沒有 ADHD
的大腦運作方式不同。

兩個都有 ADHD 的人，
經驗可能不相同。

對於 ADHD 依然有
許多誤解。

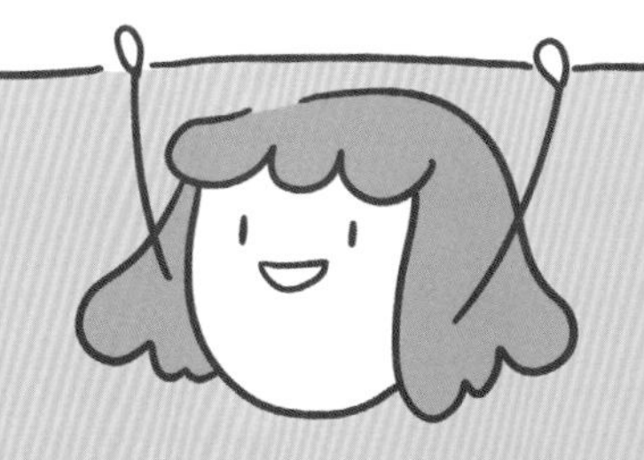

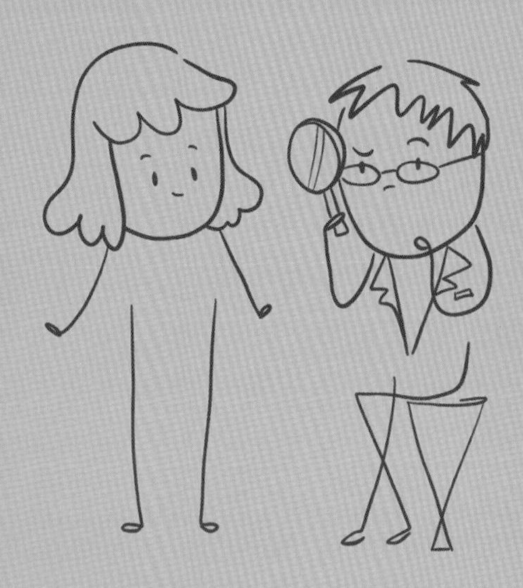

# ADHD 診斷

## 第二章

# 誰可以診斷 ADHD

ADHD 只能由醫療專業人員診斷。在大多數國家，精神科醫師可以進行正式診斷。

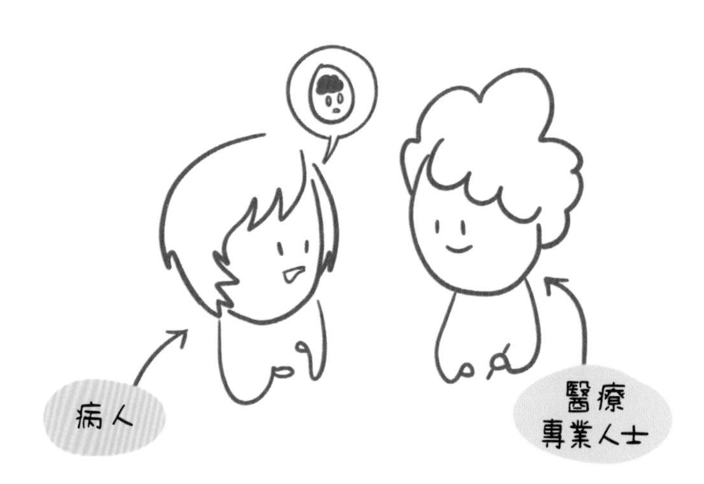


病人向醫療專業人員描述他們的經驗

# ADHD 衡鑑

醫療人員會觀察你的症狀，進行臨床衡鑑診斷。有些國家或專業人士提供腦部掃描或其他測試，但不是所有地區都如此。有些問卷與正式的症狀列表可能會用於衡鑑，例如收錄在最新版精神疾病診斷準則手冊（Diagnostic and Statistical Manual of Mental Disorders，簡稱為 DSM-5）的問卷。

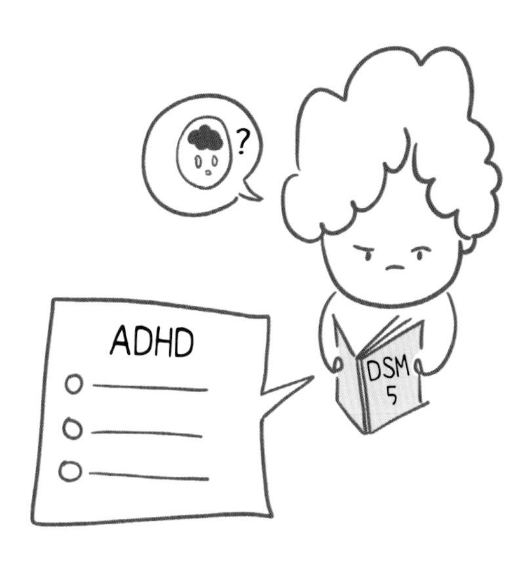


為了進行診斷，專業人員需要觀察你是否有大多數的症狀長達數個月，並對你的生活產生負面影響。

# ADHD 症狀

在大多數國家，診斷為 ADHD 需要經歷注意力不足以及過動至少各五種症狀。為了確保並非其他病症，症狀必須超過六個月，也必須對生活中至少兩個面向產生影響，例如工作與人際關係。

常見的
ADHD
症狀
容易分心
打斷交談
沒有條理
丟三落四
不想進行
困難的任務
靜不下來

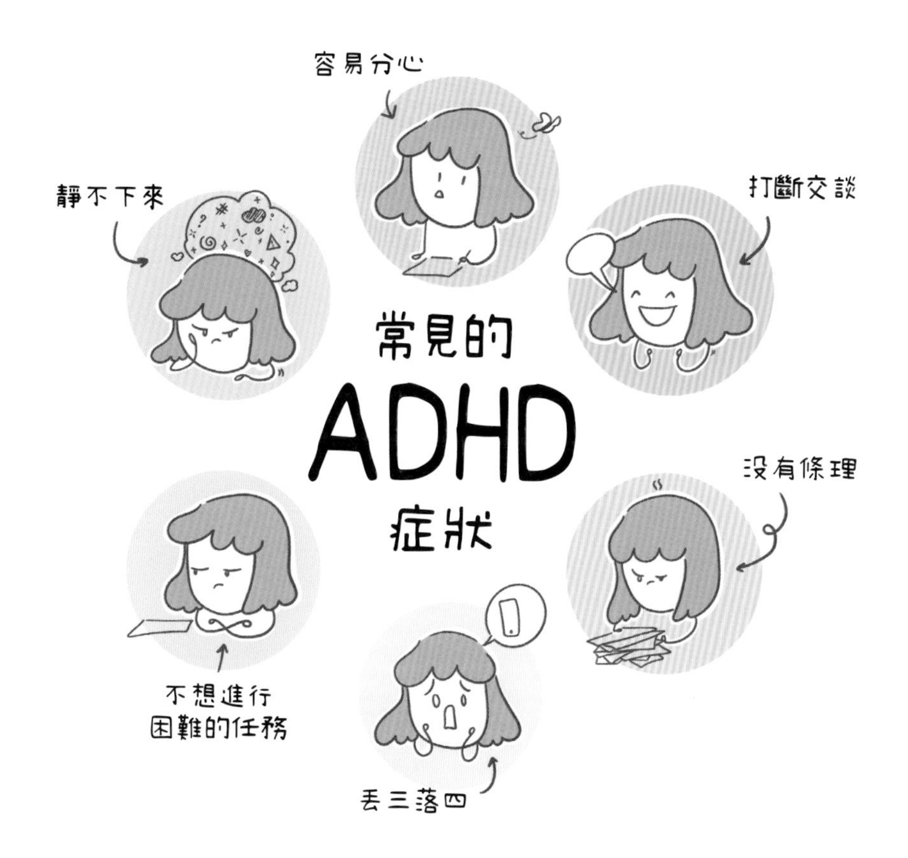

# 注意力不足

健忘與分心，例如總是遺失手機、鑰匙和錢包，或是其他人跟你說話時走神，這些都是注意力不足的主要症狀。切記，許多有 ADHD 的人會想辦法掩飾，或者矯枉過正。這就是為什麼你可能從來不會遺失東西，但會因為害怕而不斷檢查它還在不在。

**以下是一些注意力不足的症狀：**

- 容易分心
- 無法組織
- 難以集中注意力
- 經常出錯
- 難以遵照指示

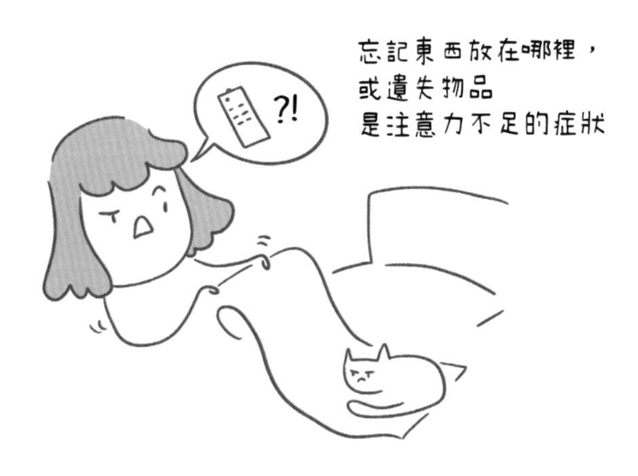

# 過動──衝動症狀

過動不只是無法長時間坐好，例如心智層面的過動可能會造成思緒停不下來，讓你晚上無法入睡。你可能會在對話中打斷對方，衝動性購買，坐立難安。這些都是過動與衝動的症狀。

**以下是一些過動症狀：**

- 坐立不安
- 靜不下來
- 無法放鬆
- 說話又急又多
- 談話中打斷他人

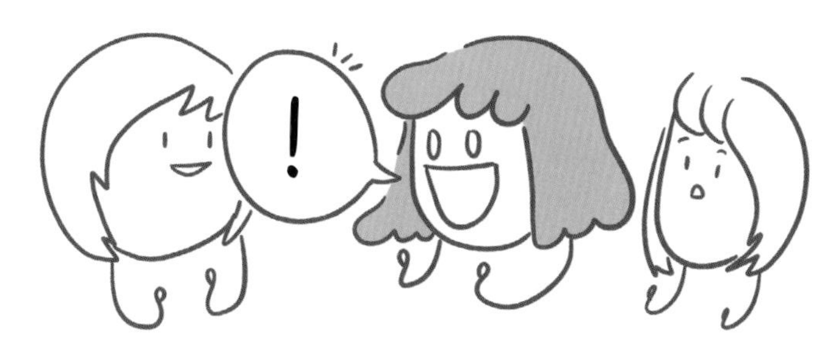


在對話中打斷其他人是衝動的症狀

# 非正式症狀

有些症狀不在診斷名單上，雖然不是正式的 ADHD 標準，仍是 ADHD 經驗中的一部分。這些症狀可能是時間觀念較差、無法管理情緒、對拒絕反應強烈、專注於特定事物，或是對於感官輸入感覺強烈。

**以下是一些非正式症狀：**

- 睡眠問題
- 高敏感，例如對噪音、材質或食物敏感
- 對於拒絕或批評非常敏感
- 時間觀念不佳
- 過度專注於有趣的事物

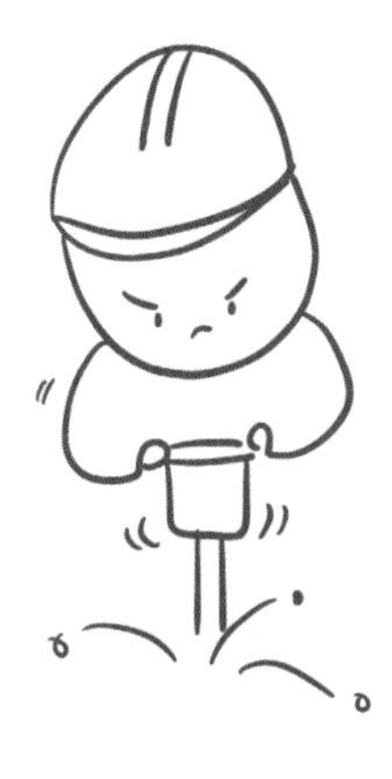

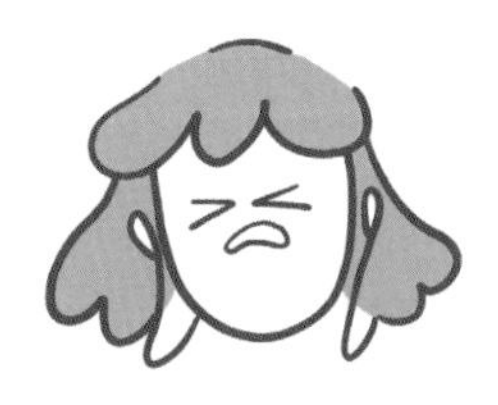

敏感是ADHD的
非正式症狀

# ADHD
## 如何影響情緒

熱情
焦慮感
增加
極有熱忱
感到被拒絕
容易動情
難以處理
憤怒
無聊帶來
挫折感
感官過載

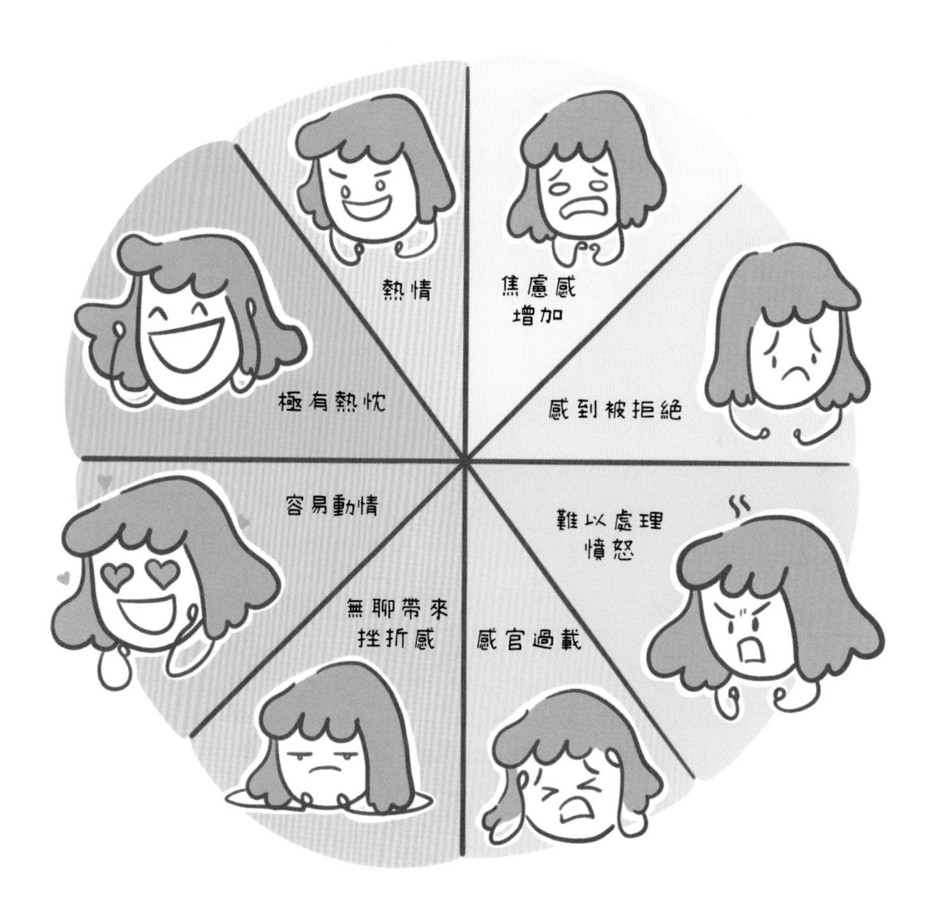

# 為何這麼多人成年後才診斷出 ADHD？

越來越多成年人診斷出 ADHD。這是因為我們現在明白 ADHD 表現出來的並不如先前所知的那麼明顯。

近年來，許多有 ADHD 的人選擇公開談論他們診斷出 ADHD，這有助於減輕疾病汙名化。但還是有許多因素讓有 ADHD 的成人無法獲得診斷。

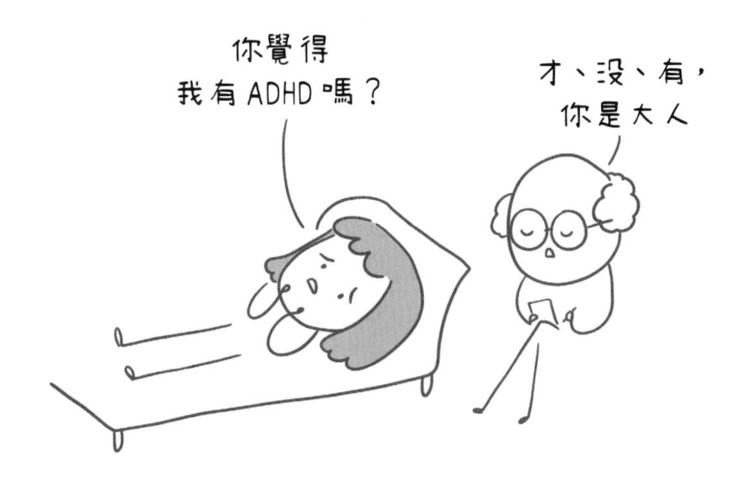

## 診斷費用

在許多國家，專業的衡鑒費用高昂。考量到有 ADHD 的人常常面臨就業困難和經濟問題，顯然費用會是某些成人至今仍未診斷出 ADHD 的原因。

## 排隊名單很長

即使生活在有公共健康照護的國家，衡鑒費用依然很高，等待名單也很長，某些國家的人需要等待兩年才能接受衡鑒。

## 害怕不被重視

許多成人還沒準備好開始 ADHD 診斷旅程，因為他們害怕跟醫療專業人員訴說時不被當一回事。很不幸，有時候這的確會發生。如果一名醫療人員說你沒有 ADHD，但是他們並未花時間仔細衡量，那麼尋求第二意見可能是個好主意。

# 關聯疾病

ADHD 症狀有時會與其他疾病類似，對有 ADHD 的人來說，如果有焦慮或憂鬱等症狀可能很難診斷出來。例如，無法專心也可能是憂鬱的症狀，衝動行為也可能是邊緣性人格障礙（borderline personality disorder，BPD）。如果你的診斷感覺不正確，聽取第二意見或是跟朋友家人談談你的感受。

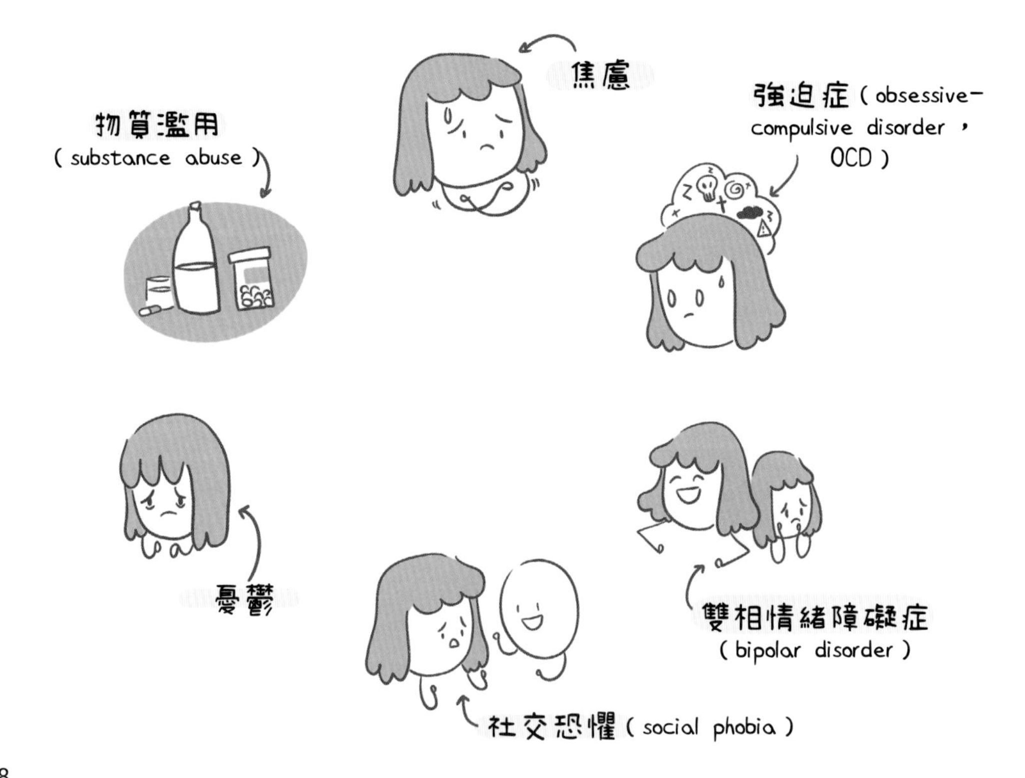

取得 ADHD 診斷並不容易。原因之一是它很複雜，對每個人的影響都不相同，也因為其他健康問題會掩蓋 ADHD 的症狀。即使察覺到情況加劇，包括心理專業人士在內的許多人還是對 ADHD 有刻板印象。我希望未來幾年能有所改變，讓擔心自己有 ADHD 的人可以盡快得到答案。下一章，我們會探討得到明確答案後如何應對。請記住：

ADHD 診斷必須由
醫療專業人員進行。

ADHD 有時會被誤診或是被
忽略，特別是當你的情況與
刻板印象不符時。

ADHD 的症狀
每個人都不相同。

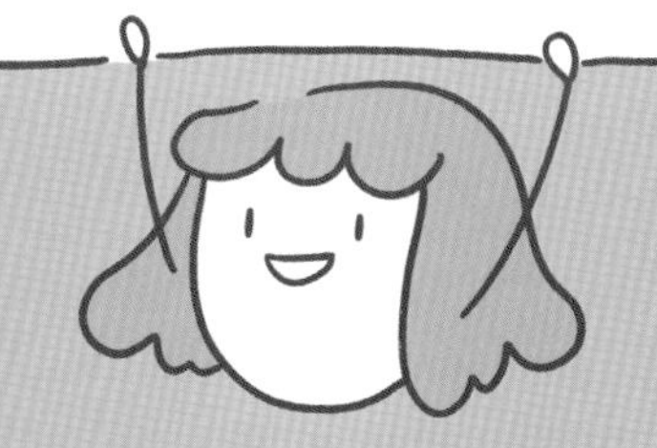

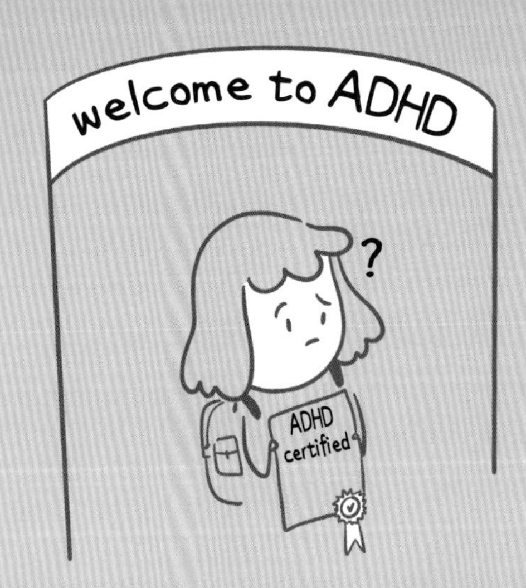


# 診斷出ADHD後會怎樣？

# 第三章

# 整理好情緒

診斷後有很多不同的情緒十分正常。這是很重大的一步，許多人需要時間調適。我在 29 歲那年診斷為 ADHD 時，感到如釋重負。在那之前我總是問自己：「我哪裡出了問題？」而我終於明白，我沒有任何問題，我只是與眾不同。

但是這種如釋重負的愉悅感很快就會被其他情緒取代，比如悲傷、憤怒和困惑。我記得接下來好幾個月情況都很複雜，我經歷許多強烈、衝突、從未準備好要面對的情緒。

「許多人在終於診斷為 ADHD 之後會懷疑其真實性。如果你也是，你並不孤單」

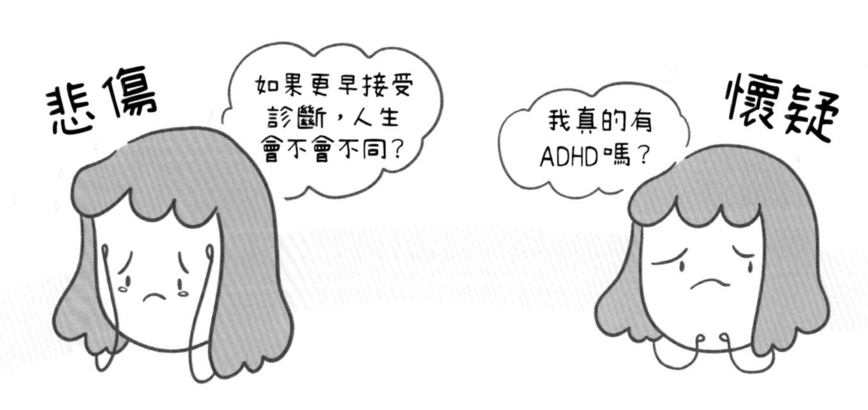


感到悲傷相當正常。我在 ADHD 診斷之後也有幾個星期非常難過。隨著年齡不同，你也許會感到錯過人生中的某些部分，你可能會覺得如果能早點知道，你也許會做出不同選擇。你可能會反思這些事情如何影響你的職涯、感情生活以及自尊。感到悲傷沒關係。調整自己的步調，如果難以獨自承受，就尋求幫助。

許多人想要接受 ADHD 衡鑑是因為他們感到困惑或不確定。很不幸，即使正式診斷為 ADHD，有些人還是會懷疑診斷是否正確。他們可能會覺得自己像是冒充的，或者無法接受自己有 ADHD。在診斷之後幾個禮拜我都有類似的感覺。如果你也是，找人談談是個好主意。切記，如果你覺得有哪裡「怪怪的」，你可以諮詢第二意見。

寬慰
那麼……
我沒有問題？

憤怒
為什麼
都沒有人
發現？

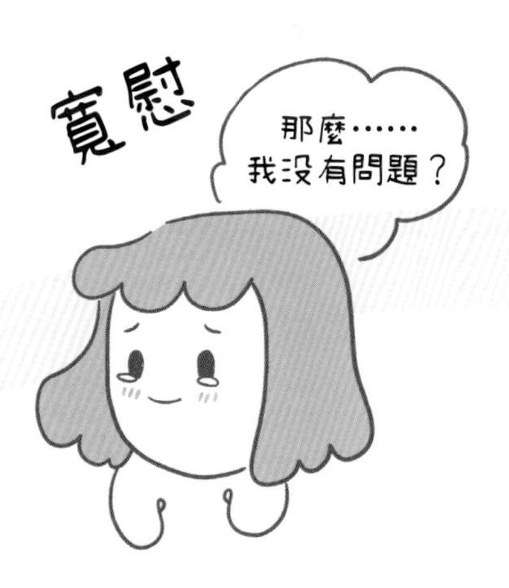

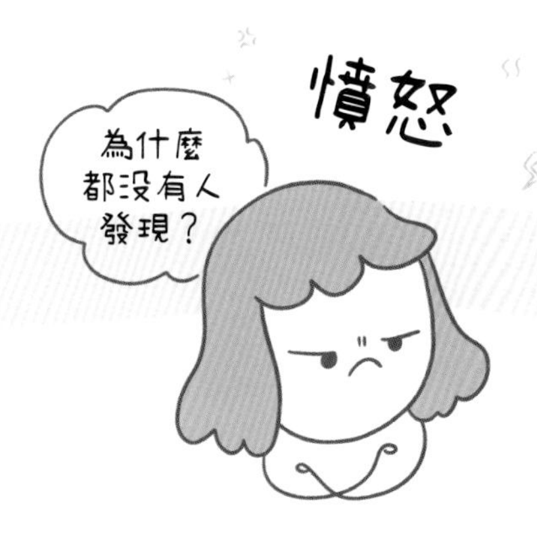

有些人在 ADHD 診斷之後感覺放下心中大石。精神科醫師告訴我衡鑑結果時我就有這樣的感受。那次約診，我臉上掛著大大的微笑離開。在經歷好幾年思考「我哪裡有問題？」卻找不到答案之後，能有一個明確的名稱會是解脫。如果你也有這樣的經驗，享受並接受這個新消息能帶給你的心靈祥和。

如果你在診斷後暴怒與生氣，你並不孤單。對於診斷的情緒反應可能很極端，特別是在長大後才得到診斷。我也有這樣的感受。你可能會問自己為何沒有人注意到你需要幫助。如果你要等很長的時間才能得到衡鑑，你可能會很生氣，感覺你浪費了人生中美好的歲月。這種情緒很正常，你應該試著接受心中的怒火。

# 和身邊的人談談

如果你剛得到 ADHD 的診斷，想要與朋友及家人談談是很正常的。你也可能想要保守秘密。以下是一些能夠幫助你與周遭的人分享的訣竅：

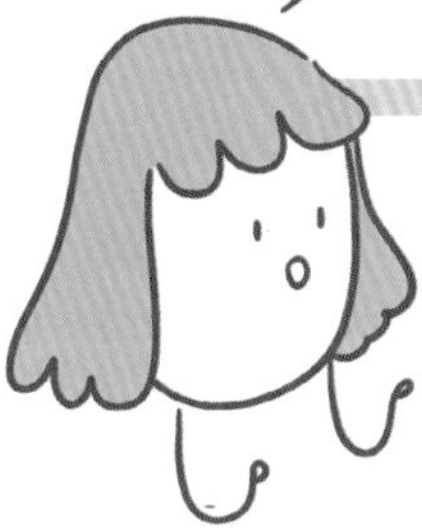

我有一件事情要告訴你……

## 慢慢來

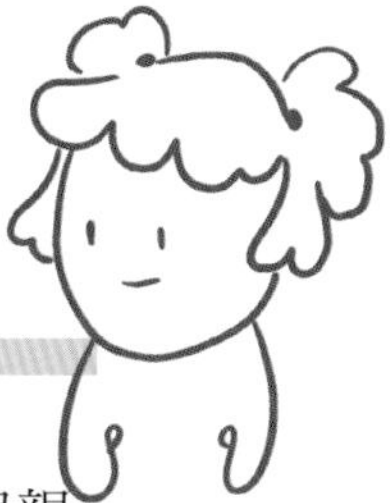

有一股衝動想要談論你的懷疑，或是想要與親近的人分享診斷歷程，都是很正常的。別忘了慢慢來，調整好步調。另一方面，你也可能會想暫時保密。事關個人隱私，你可以不用跟別人說。

- 在開始談論之前，日記可以幫助你處理情緒。
- 與醫療人員分享你的擔憂，可以幫助你在與家人朋友談論之前做好準備。

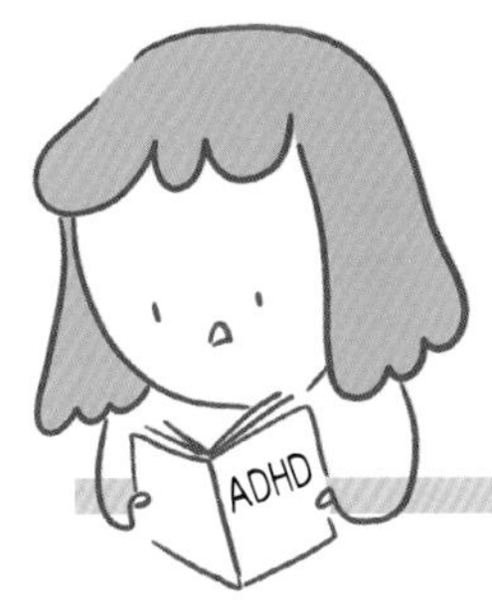


# 多學習

ADHD 很複雜。你知道得越多就越能解釋給其他人聽。有可能執行衡鑑的專業人員不會告訴你太多相關資訊。我當時就沒有得到太多解釋。在診斷之後學習相關知識能幫助你瞭解自己，這很重要。

- 參加 ADHD 的網路論壇能夠幫助你分享經驗，瞭解某些行為與 ADHD 的關聯。
- 閱讀相關書籍（例如這本書！）或是聽 podcast 也是瞭解大腦複雜性的好方法。
- 學習能幫助你詳細地解釋症狀給家人朋友聽。也讓你更知道他們可以如何協助你。

# 如何應對負面評價

談論 ADHD 診斷時，有時會面臨負面的反應。這很不幸，但是某些人要花一點時間才願意傾聽。這也是個很棒的機會，能夠改變某些人對 ADHD 實際情況的看法。但是請記住，某些人就是無法瞭解你的經歷，也沒有意願這麼做。

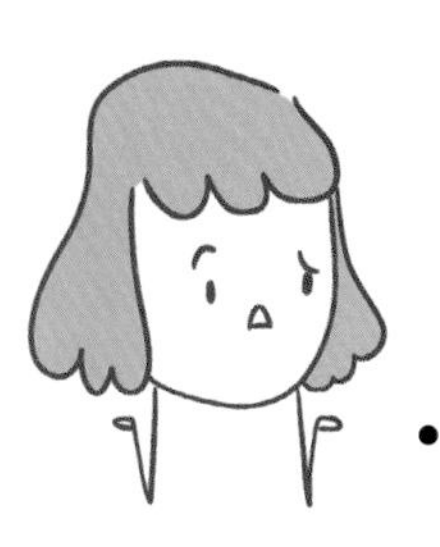

- 年長者可能不容易理解。他們所處的世代可能覺得心理健康問題難以啟齒。因此在與祖母或其他家庭成員談論時，要做好準備面對某些語出驚人的評論（這是我的經驗談！）。
- 遭遇敵意時，要認知到你天生如此，如果你不願意就不需要為此論戰。開誠布公是提高意識的好方法，但是如果你無法處之泰然，那也沒關係。你不需要花精力去改變那些不想改變的人。

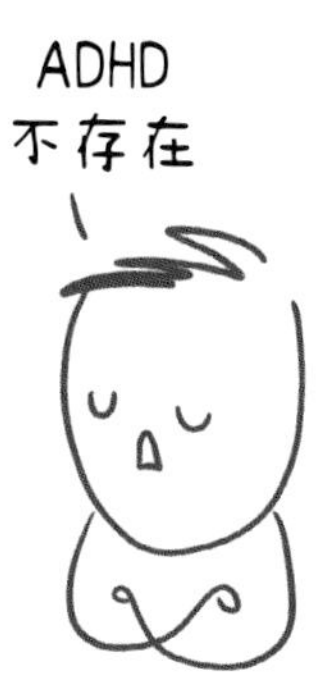

# 尋找支援

診斷出 ADHD 只是旅程的起點。現在你知道了這項關於自己的新資訊，該來尋找方法讓生活更容易。

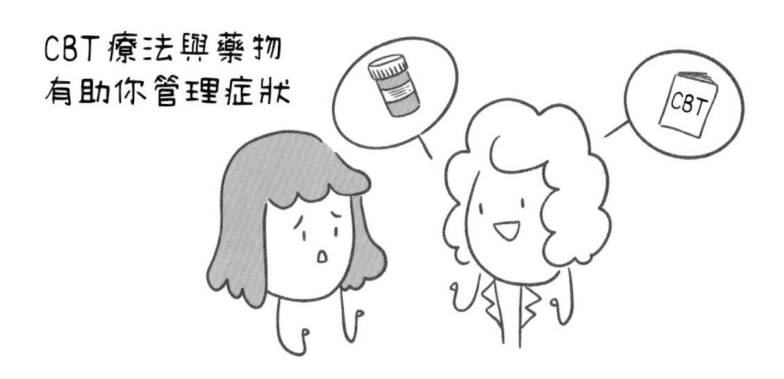


## 找到正確的治療方法

ADHD 無法治癒。但是有許多方式可以減少 ADHD 症狀對生活的負面影響。認知行為治療（cognitive behavioral therapy，CBT）可以幫助你減輕衝動症狀，改善情緒穩定度。藥物也是你可能有興趣並值得嘗試的解決方法。跟心理健康專業人員談談，找到正確的治療途徑。

# 服用藥物？

是否要服用藥物因人而異。有些人覺得副作用難以忍受（例如食慾不振、睡眠障礙、頭痛），有些人則覺得非常有效。不管你選擇哪一個，切記這個決定完全操之在你。我認識一些人完全不需要藥物，也有些人在藥物治療下得到很好的成效。我們應該尊重每個人的選擇。

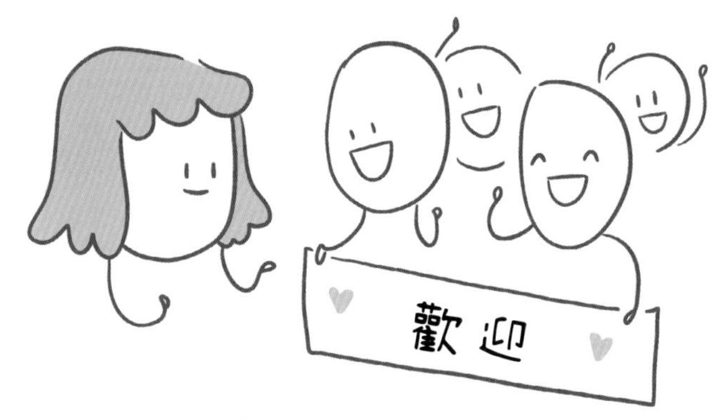


找到 ADHD 社群，
能夠幫助你減輕孤獨感

## 參與社群

如果你最近被診斷出有 ADHD，有一些線上社群可以參與。如果你覺得與朋友家人談論 ADHD 有困難，社群能夠提供協助。你也可以探索解決日常挑戰的新想法。最重要的是，你也許會發現，雖然每個人都不同，你仍然可以對他們的困難與經驗感同身受。假以時日，或許能夠交到新朋友！

# 尋求調適方法

無論就學還是工作，ADHD 很可能會對你的日常生活與生產力造成影響。如果感到困難，不要害怕尋找調適的方法。這些方法不一定要很複雜，只要能幫助你感覺到更多支持以及提高生產力即可。以下這些方法可能有幫助。

**團隊的支持**

與同事定期見面，增加責任感。

在訊息中使用表情符號，幫助傳達情感，避免誤會。

定期記錄，並評估調適方法的效果。

**調整工作環境**

使用可站立的升降桌。

盡量在安靜的房間裡工作。

使用白板，運用視覺化技巧。

**有效溝通**

會議時錄音，而非做筆記。

保留不受打擾的專注時間（打擾包括電郵、訊息等等）。

將指令寫下來，而非口頭傳達。

正式獲得 ADHD 的診斷是診斷旅程的終點（過程可能很漫長），也是新旅程的起點。不管一開始是容易還是困難，未來這項新的資訊能夠幫助你更瞭解自己，更明白自己的需求。下一章節將會探索能夠幫助你描述並分享經驗的文字與表達方式。記得：

在 ADHD 診斷後經歷強烈且困惑的情緒是很正常的。

你可以分享，或是保密。這是你的選擇。

診斷為 ADHD 之後，有許多方式可以獲得支持。

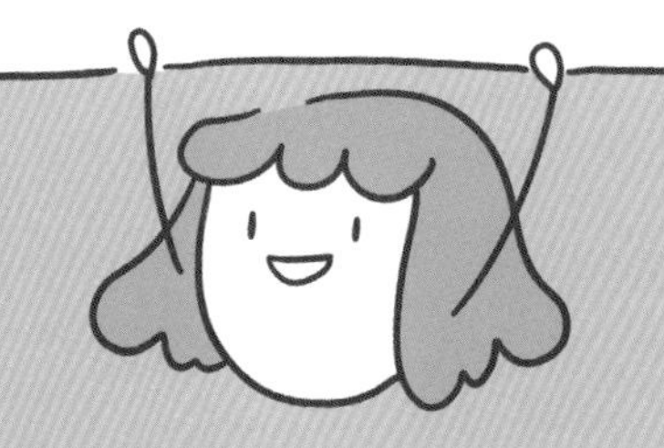

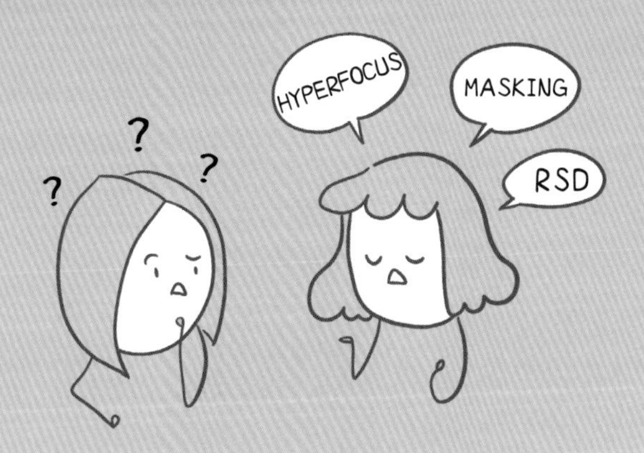


# ADHD小辭典

# 第四章

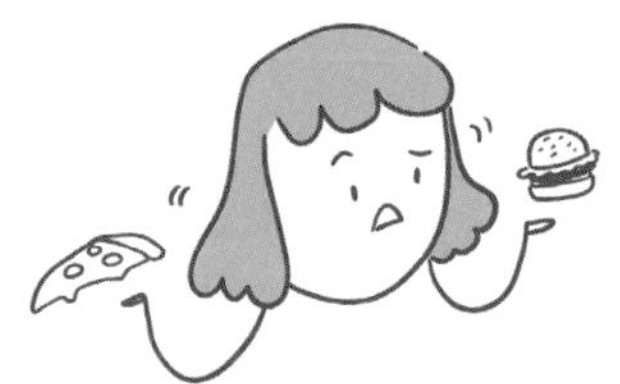

## 選擇障礙 ANALYSIS PARALYSIS

ADHD 常常會干擾你迅速做出決定。這是因為即使是很小的決定（例如晚餐要吃什麼），都是一項需要不同技能的複雜行動。想要做出決定，你需要考量各種選項，記住它們，並相互比較。如果再加上時間壓力，不難想像我們會覺得「卡住了」，認為做出決定幾乎是不可能的。晚餐不知道要吃什麼，最後從罐子裡挖花生醬來吃。

## 焦慮 ANXIETY

有 ADHD 的成人比沒有 ADHD 的成人焦慮的可能性高 2.5 倍。通常 ADHD 的症狀與廣泛性焦慮症（generalised anxiety disorder）的症狀很類似，例如坐立難安、無法專心、懼怕或憂慮，連心理健康專業人員也難以分辨。你一直感到憂慮是因為焦慮，或者焦慮是因為 ADHD 的症狀沒有得到妥善處理？如果你有一絲懷疑，在有 ADHD 的情況下接受適當的焦慮衡鑒是個好主意。

有時候，有ADHD的人無法放鬆休息，
因為他們害怕看起來「很懶惰」。

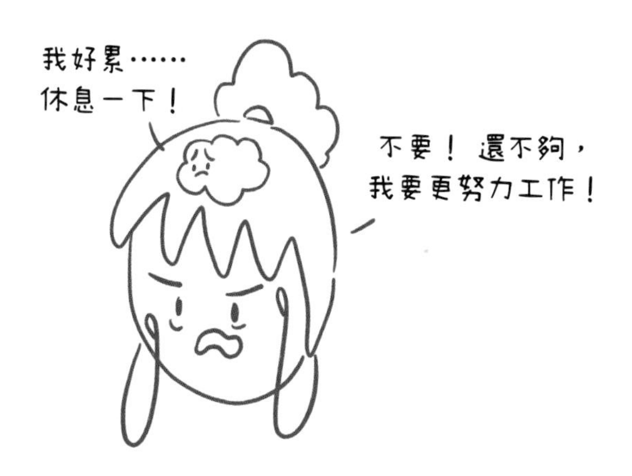


## 精疲力竭 BURNOUT

有 ADHD 的人經常感覺到精疲力竭。你可能會在工作上矯枉過正，或是瞞過家人朋友，這樣他們就不會發現你走神。管理症狀並不容易，可能會耗費許多精力，疲勞過度。29 歲時又一次精疲力竭讓我明白有些地方出了錯，最終讓我決定接受 ADHD 衡鑑。

## 矯枉過正 OVERCOMPENSATION

與 ADHD 共存，我們會發展出習慣與技能，以補償症狀。例如，許多有 ADHD 的人時間觀念不佳，與朋友見面或工作上經常遲到，於是有些人會習慣性早到。這類矯往過正會造成新的問題。如果一直擔心 ADHD 會讓事情出錯，你很快就會有焦慮的問題（比如在寄出電郵之前非得讀至少 10 次才傳送）。

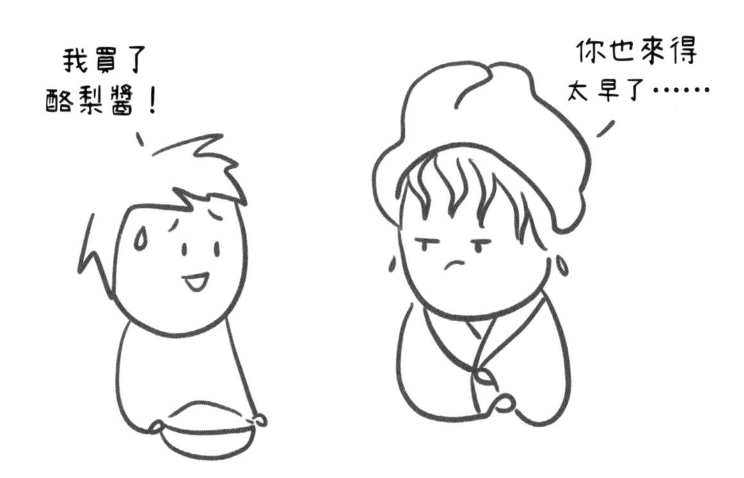

# 情緒失調EMOTIONAL DYSREGULATION

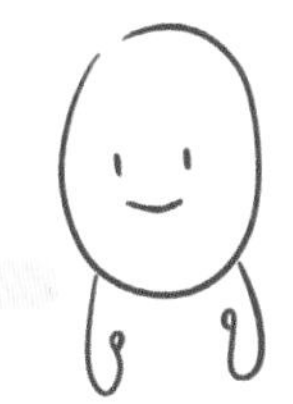

情緒失調是指情緒反應超過了一般可接受的範圍，這並非正式的診斷標準，不過許多人認為這是一種受到忽視的 ADHD 症狀。

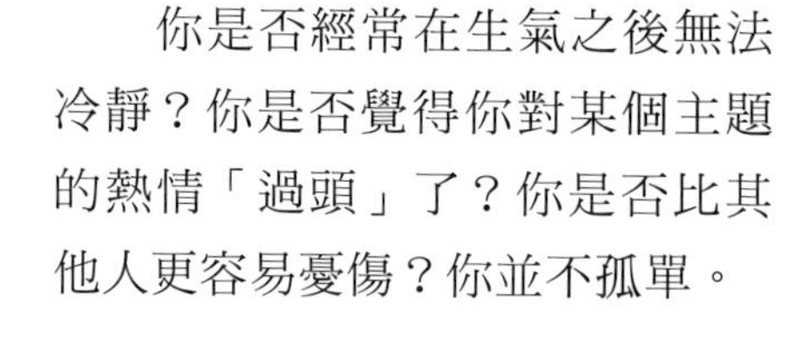


你是否經常在生氣之後無法冷靜？你是否覺得你對某個主題的熱情「過頭」了？你是否比其他人更容易憂傷？你並不孤單。

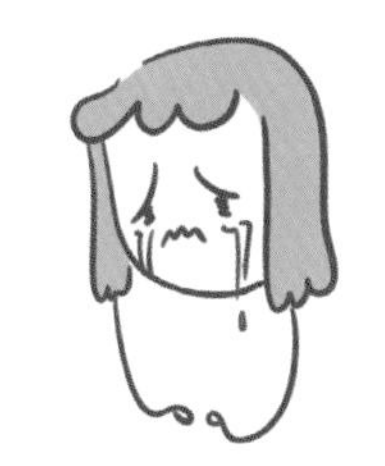

在你尚未理解這個問題前，可能會想問：「為何我會這樣？」或「我怎麼每次都這麼『過火』？」

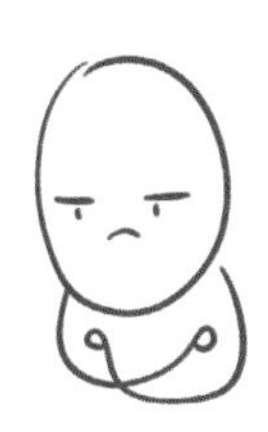


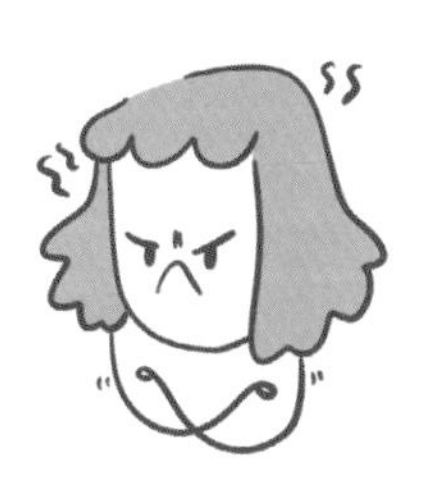

# ADHD如何影響執行功能

調節衝動

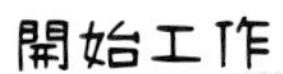

我不知道
怎麼開始
……

善用記憶

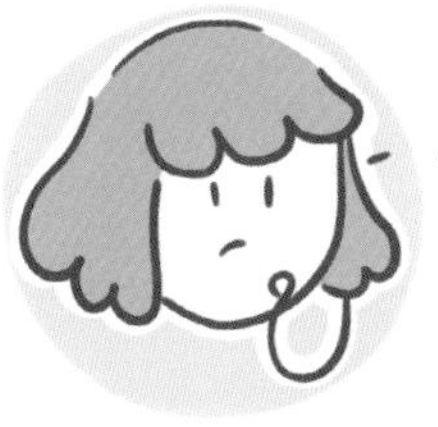

我在找
什麼東西？

管理情緒

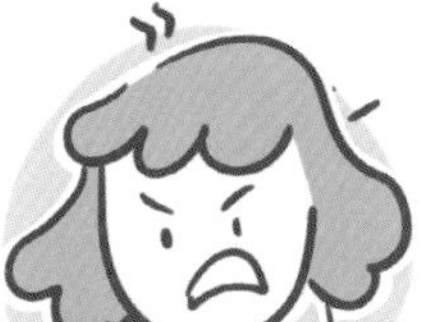

今天看什麼
都不順眼！

保持專注

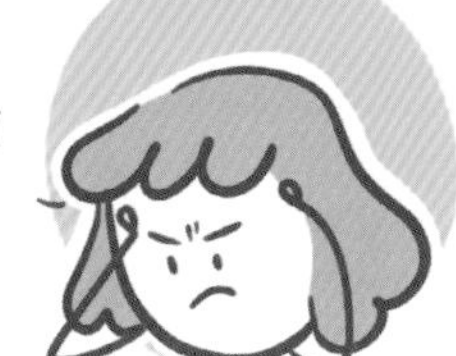

加油啊
大腦！

保持續航力

我不想完成……

## 執行功能 EXECUTIVE FUNCTIONS

執行功能讓我們可以在行動之前思考，想像情境、壓抑誘惑並保持專注。ADHD 會影響執行功能，可能造成你無法記住電話號碼、維持注意力，或是在其他人說話時打斷他們。這種執行功能不良可能會影響你的工作或生活，但是也可以透過不同的運動與活動得到改善，例如記憶遊戲以及演奏音樂。

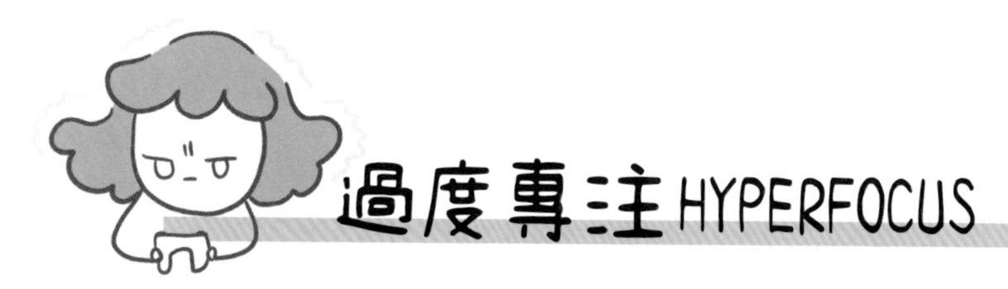

## 過度專注 HYPERFOCUS

這是一種極為專注的狀態，就像是身處在泡泡中。你甚至可能會沒有察覺到時間流逝，忽視身邊的人和自己的需要，忘記吃東西、喝水、上廁所。不用說，等到你終於離開這種狀態，你可能會很疲倦、飢餓，而且很不舒服！

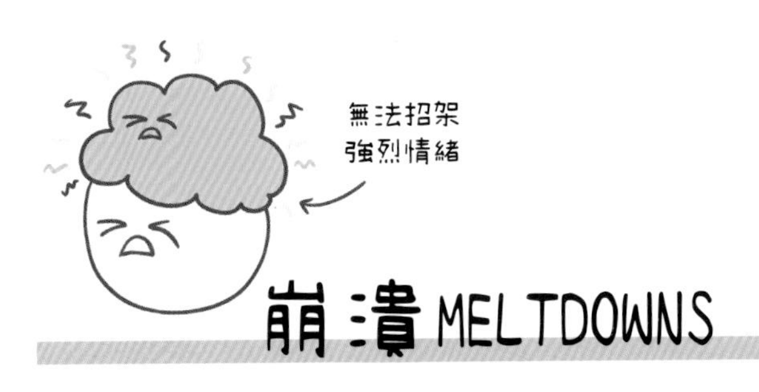


## 崩潰 MELTDOWNS

有 ADHD 的人會經歷崩潰，因為他們難以調節沮喪、憤怒或強烈的情緒。感官過載也可能是造成極端情緒反應的原因。在我成年之後，大部分時間我都對崩潰感到羞愧。我現在瞭解原因和警訊，因此我可以提前休息，暫時喘口氣。

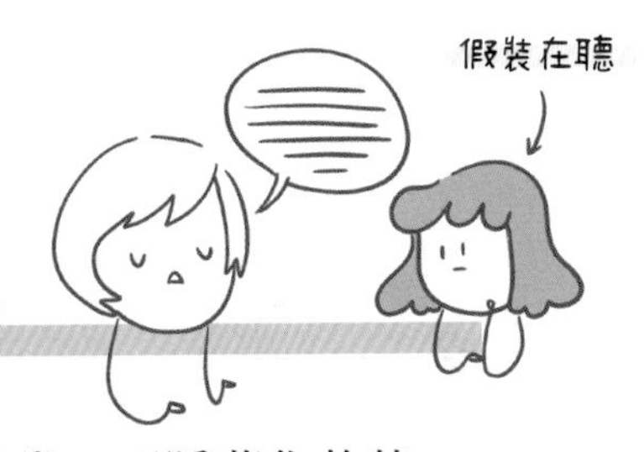


## 掩飾 MASKING

掩飾代表為了看起來「正常」而隱藏你的特質。每個人隱藏 ADHD 行為的傾向有巨大差異。有些人很善於掩飾（不管有沒有意識），甚至因此被誤診為其他症狀，或者一直未被診斷出 ADHD。這是為何向衡鑑人員提及你會改變行為以及偽裝非常重要。

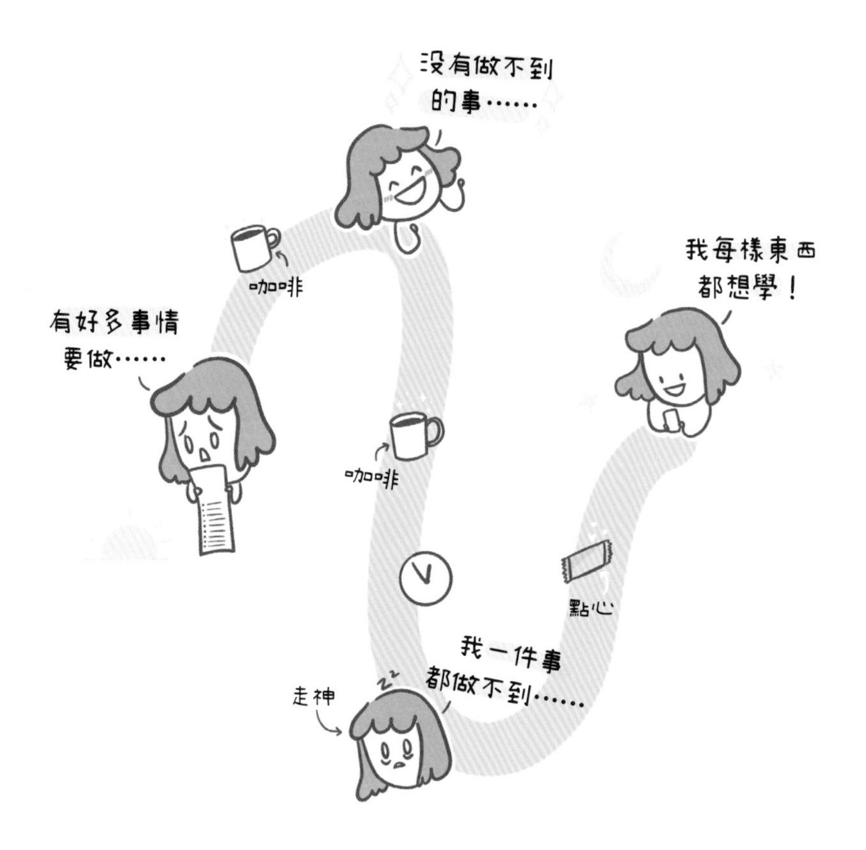


## 情緒波動 MOOD SWINGS

有 ADHD 的人經常感受到情緒起伏，日常生活會受到情緒波動打斷。由於衝動，我們可能會在一天之內感受到各種不同情緒且難以調節，從一早醒來對於待辦事項感到焦慮，到一頭熱地跟朋友談論新計畫，我們會很疲倦。難怪會在大白天突然感到精疲力竭！

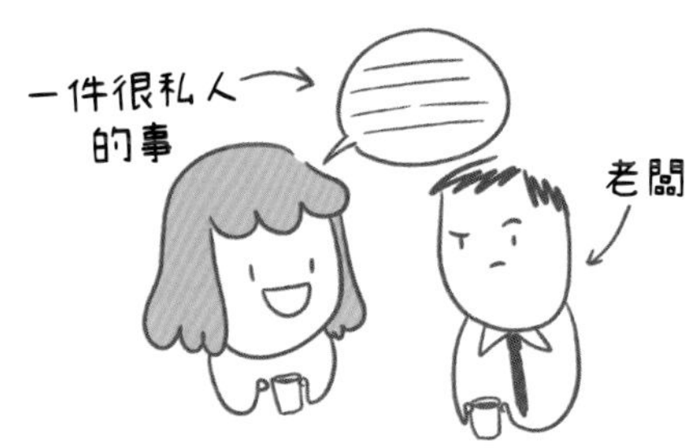


## 過度分享OVERSHARING

因為 ADHD 的人有衝動特性，分享的事情常常比本來設想的更多。想要分享私人事務沒關係，但是過度分享常常後悔。在某些社交情境下失控甚至讓你覺得羞恥。跟老闆談論家裡貓咪的綽號整整 15 分鐘，可不好玩！

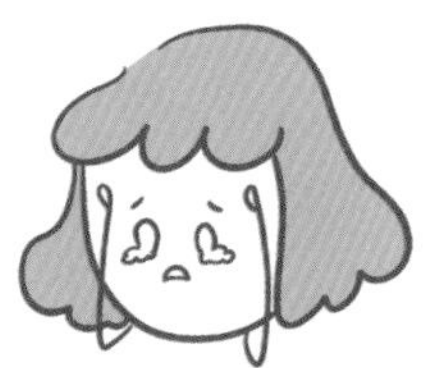

## 拒絕敏感性焦慮RSD

RSD（rejection sensitive dysphoria）指對「拒絕」極度敏感，有些 ADHD 的人有這類掙扎。經歷過 RSD 的人將這種被拒絕或被批評的感受形容為「刺骨錐心之痛」。這並非醫療診斷，但是有些心理健康專業人士認為這有助於描述情緒失調症狀。

# ADHD稅 ADHD TAX

有 ADHD 的人每天都面臨各式挑戰。有時我們會花錢解決這些困難，這是為何 ADHD 社群將其稱為「ADHD 稅」。例如冰箱裡的食物老是擺到壞掉、忘記還書被罰款，或是無法及時歸還衣物。我最糟糕的 ADHD 稅是我注意到我還在繳納健身房會費，等我發現時都已經搬到另外一個城市好幾年了！

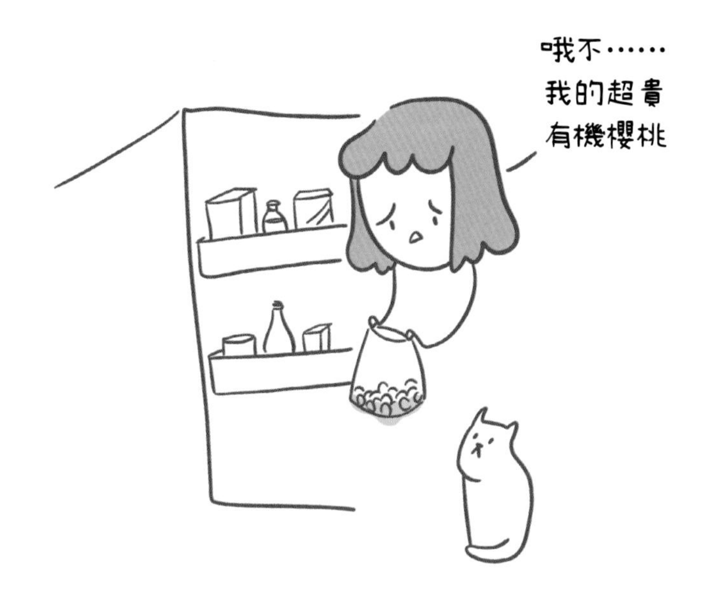

客人15分鐘內
會抵達

時間
剛剛好
還是冷凍的

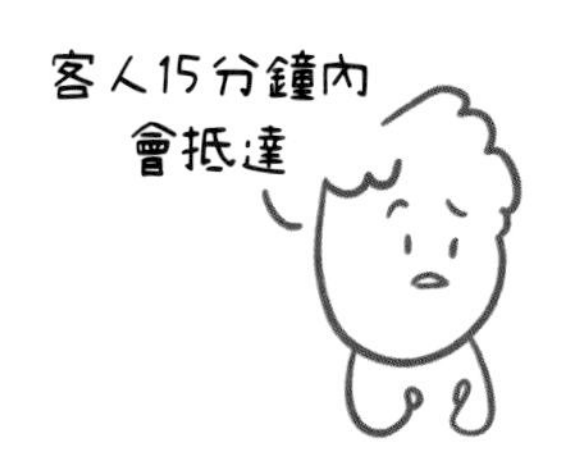

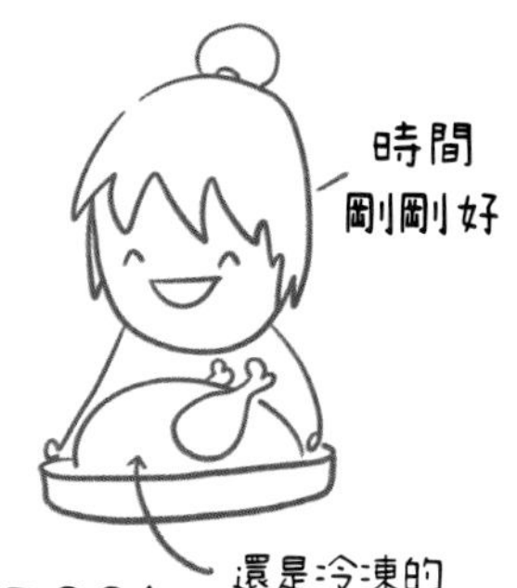

## 時間「盲」TIME 'BLINDNESS'

時間感「盲目」是 ADHD 社群用來形容對時間沒有警覺性。有 ADHD 的人經常表示對於時間管理感到困難。他們的「時間視力」，也就是他們可以想到多遠之後發生的事情，經常比一般人更短。因為有 ADHD 的人會進入過度專注狀態，他們經常陷入「興趣泡泡」中，沒有意識到時間流逝，例如因為迷人的文章或影片而遲到。

除了等待以外
沒有做任何事。

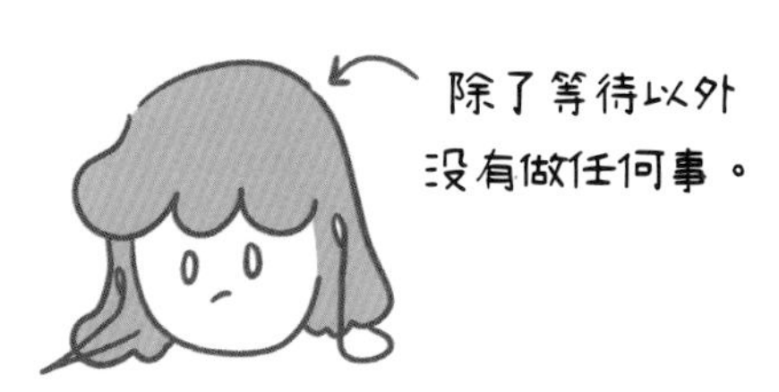

## 等待模式 WAITING MODE

有 ADHD 的人經常覺得在等待時無法做其他事。例如下午三點有約，你可能會覺得那天無法做任何事情，因為下午的約定佔據了你大部分的心思。

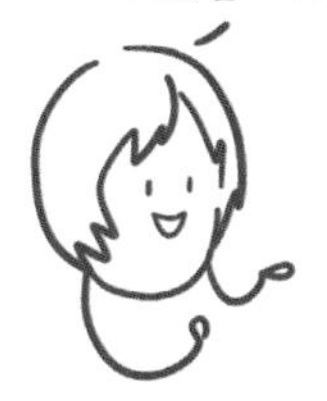


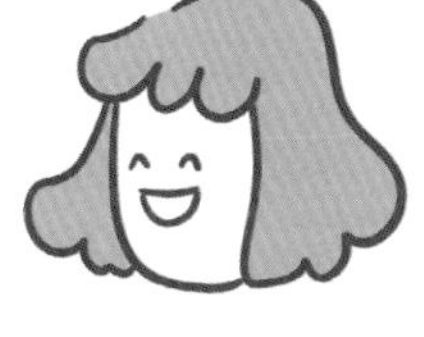

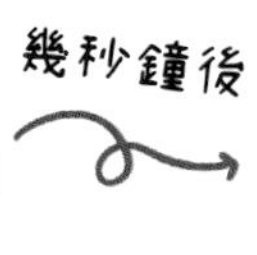


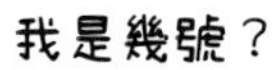


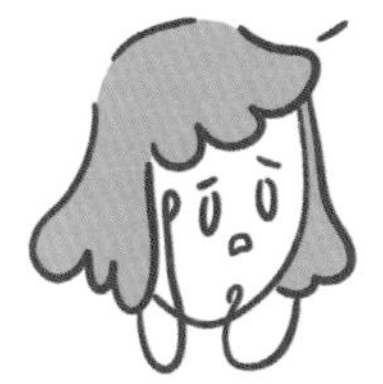

## 工作記憶 WORKING MEMORY

工作記憶是一種認知技能，幫助大腦暫時儲存資訊，例如說什麼或在哪裡停車。許多有 ADHD 的人，工作記憶比較短，或是因為 ADHD 而發展不完善。你得依賴大腦來注意這些資訊，這種情況很挫折。

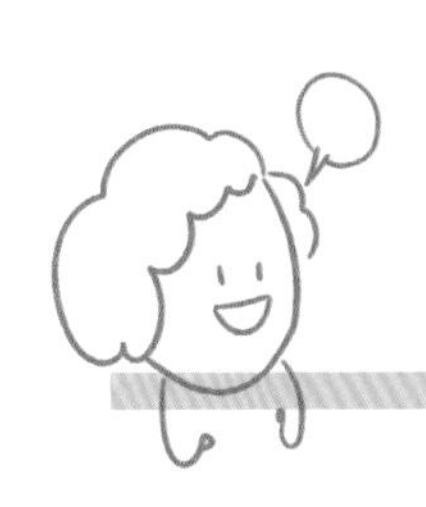

## 走神 ZONING OUT

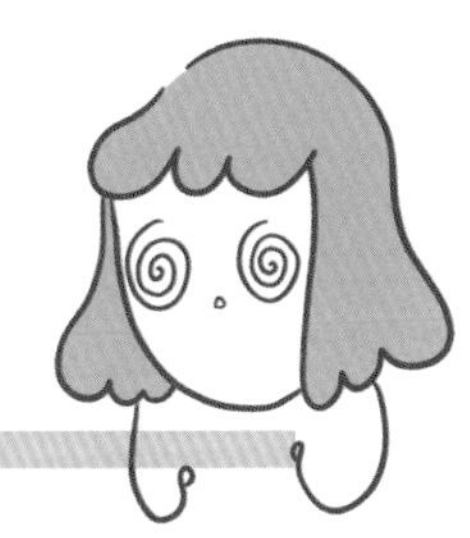

走神是在對話中沒有意識到週遭發生什麼事情。每個人都難免會有這種情況。但是對於有 ADHD 的人來說，每天會發生好幾次。要跟對方解釋過去兩分鐘你都沒聽清楚他在說什麼會有一點尷尬。

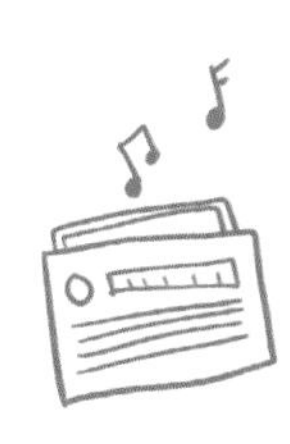

本章節涵蓋了 ADHD 社群用來描述症狀的基本詞彙。有了正確的詞彙來描述 ADHD 的生活，對於瞭解並解釋每日經歷是很重要的。

在本書的下一部分，我會帶著你體驗 ADHD 的一天。你會看到大腦運作的方式對日常生活造成的影響。記住：

這些字彙證明了你並非唯一有這種經歷的人。

這份詞彙表尚未詳盡，ADHD 社群一直在發想新的方式以描繪我們面臨的挑戰。

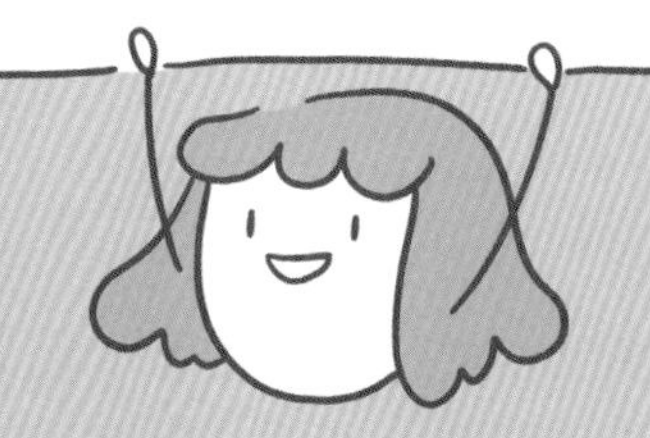

# 第二部

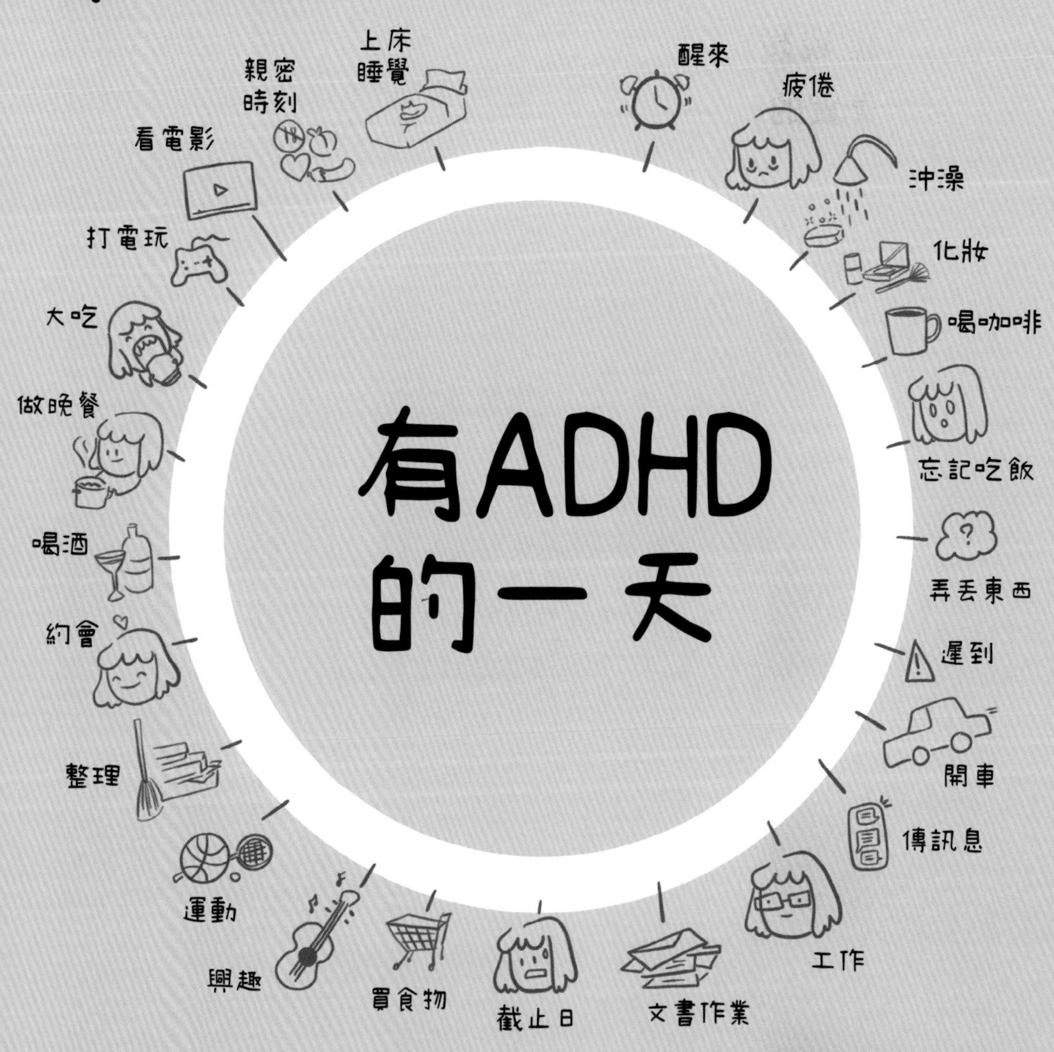
有ADHD的一天
醒來
疲倦
沖澡
化妝
喝咖啡
忘記吃飯
弄丟東西
遲到
開車
傳訊息
工作
文書作業
截止日
買食物
興趣
運動
整理
約會
喝酒
做晚餐
大吃
打電玩
看電影
親密時刻
上床睡覺

有 ADHD 的生活是什麼感覺？不管是診斷之前或之後，我都問過自己很多次。我知道理論上是怎樣，但我想看到具體的例子，瞭解 ADHD 如何影響真實的日常生活。從醒來到（難以）入睡的時刻，ADHD 症狀都會影響你的生活，讓我們試著瞭解，幫助你與自己相處，並找到解方。

# 有ADHD的一天

# 醒來

很難起床是很普遍的經驗，
對於有ADHD的人來說更加困難。

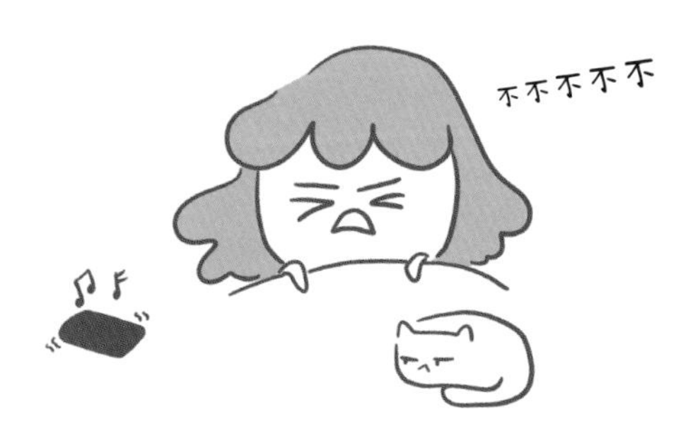


## 我的經驗

我幾乎每天早上都爬不起來。不管做了什麼，我都需要花好幾個小時才能離開溫暖的被窩。我經常很晚才能入睡（我們之後會談到這點），需要一點時間才能完全清醒，但是這帶來其他困擾。我用手機來幫忙自己起床，但上面太多讓人分心的內容，這是為何就算奇蹟發生讓我準時起床，卻還是遲到！

因為他們晚睡……

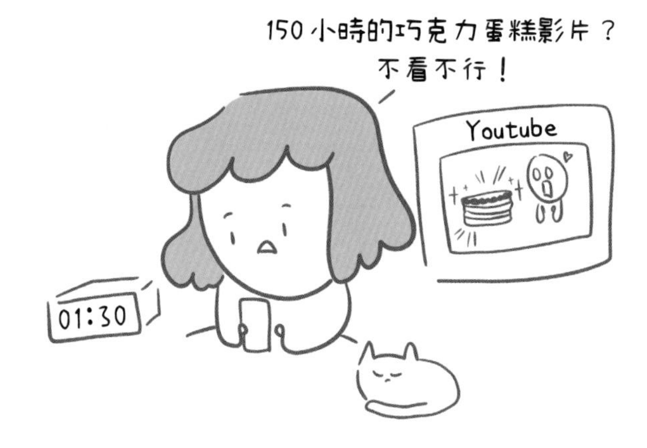


因為他們
無法迅速入睡……

思緒
停不下來

腿動個不停

因為他們被待辦事項
壓得喘不過氣

待辦事項

或者他們很容易分心……

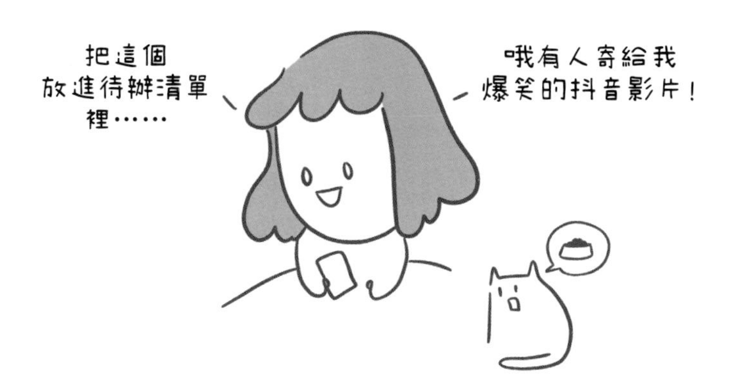


直到他們發現要遲到了！

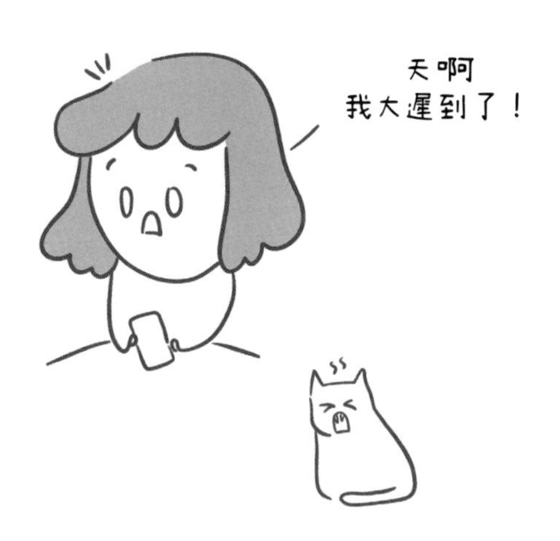

# 我的建議

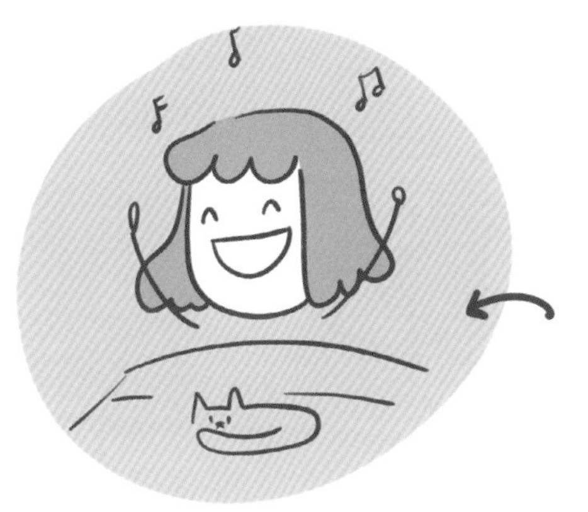

當覺得需要特別的鼓舞才能起床時，我會播放輕快的音樂。通常很有效。

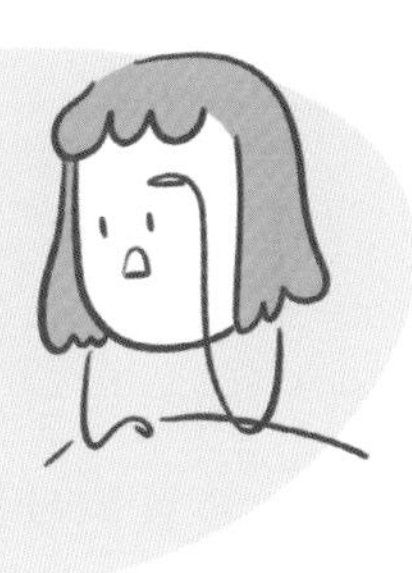

如果我知道隔天有一個重要約會，我不會把手機放在床邊，這樣我就不會受到誘惑，不會隔天早上滑手機好幾個小時。

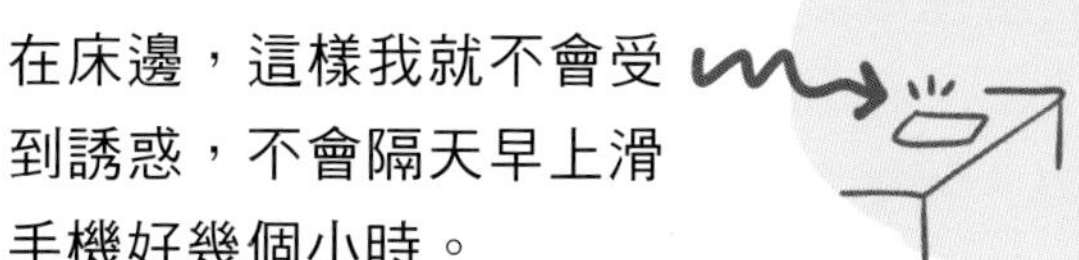

# 老是覺得累

許多人覺得ADHD的人
總是有用不完的精力……

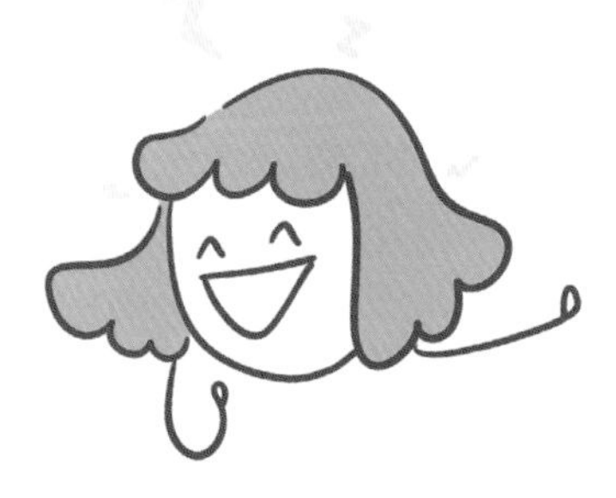

## 我的經驗

ADHD 的過動面向有時會造成誤解。我有過動傾向這不用說（至少心理過動！），但我也總是很累。處理症狀及其影響讓我精疲力竭。我總是想記住所有事情，讓我能夠勉強應付，我通常沒有餘力去做我喜歡的事。

你知道許多有ADHD的人
其實總是很累嗎？

為什麼
我這麼累？

這種疲倦
可能來自……

……或是ADHD導致的
睡眠問題……

肢體過動
心理過動

怎麼都
睡不著？

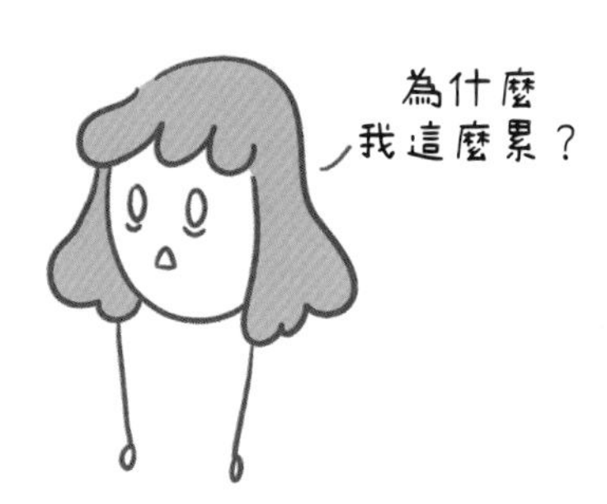

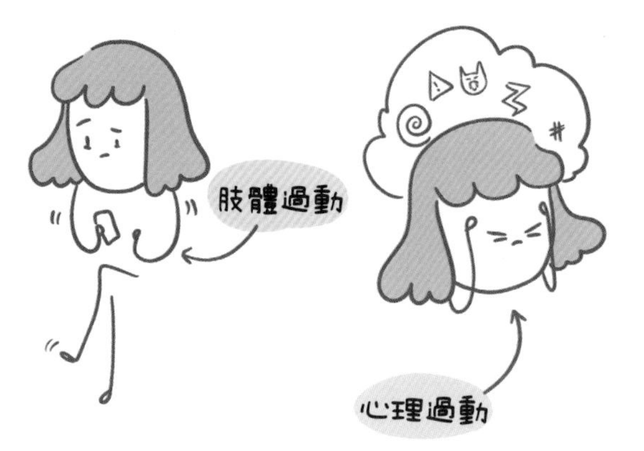

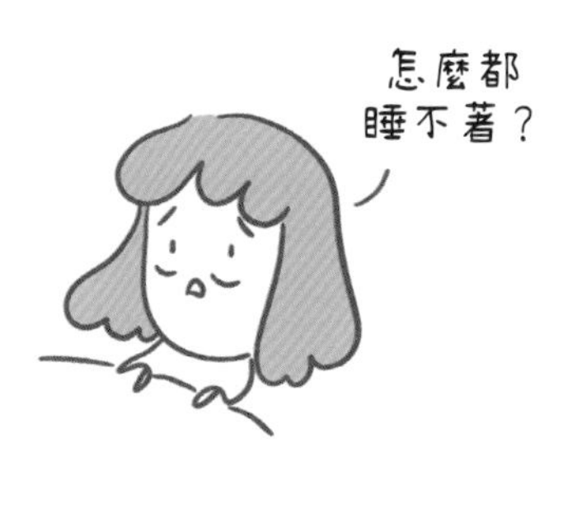

……或是因為感官過載

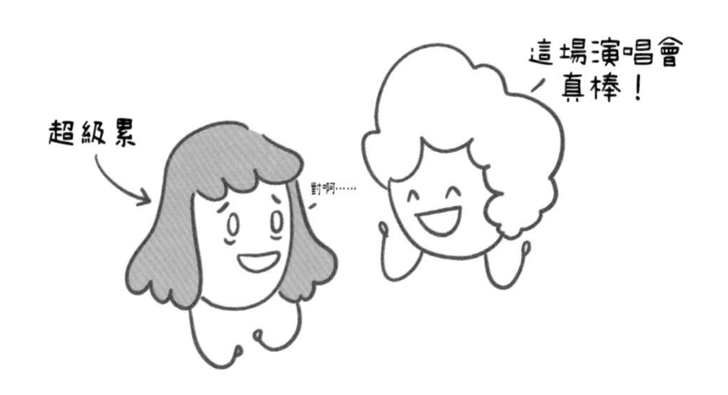


……或是因為常與
ADHD共伴的症狀……

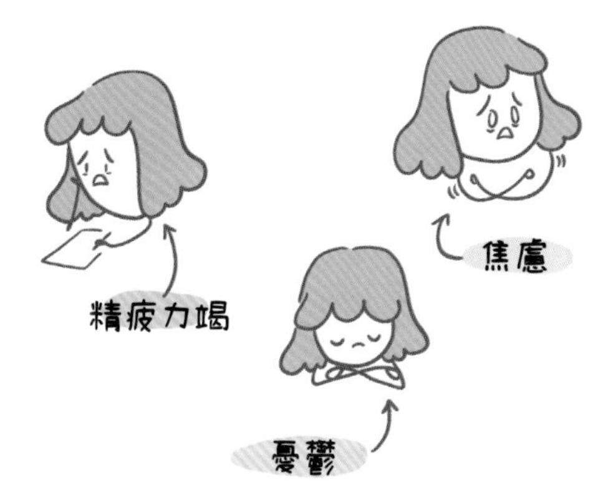


如果你有ADHD
而且總是感到很累，
可能的原因很多……

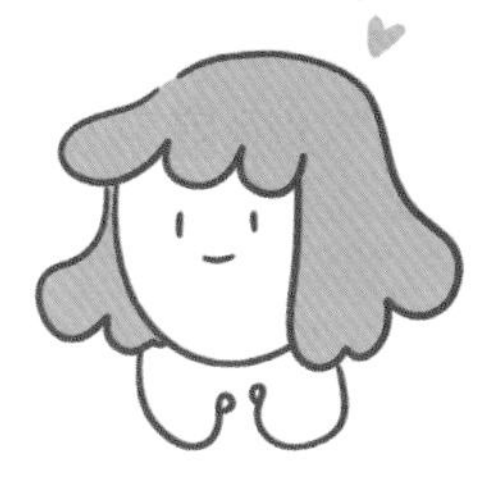

……與專業人員談談，
尋找解決方式
是最好的選擇

# 我的建議

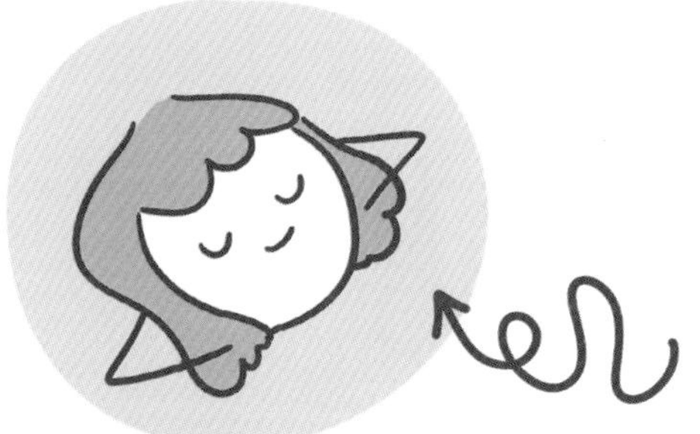

我開始更認真看待休息。就像許多有 ADHD 的人，我會忘記放鬆和釋放。對我來說，正念與冥想有點困難，我喜歡做簡單的事情，例如洗澡或是聽放鬆的音樂。

總是感到極度疲倦並不正常，如果你覺得有哪裡不太對，請諮詢醫生。我曾經有過一次這樣的經驗，我很慶幸自己重視它，獲得了妥善的治療。

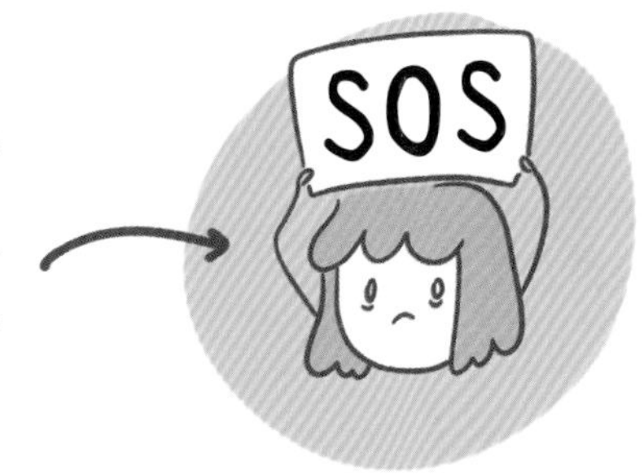

# 個人衛生

你知道有 ADHD 的人
會有個人衛生問題嗎？

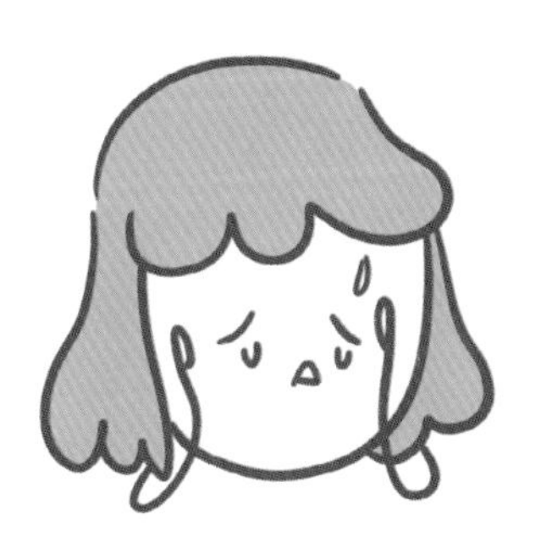

## 我的經驗

在我被診斷出 ADHD 之前，我從沒想過它會造成衛生問題。這些挑戰不為一般人所知，卻經常讓我感到羞恥。例如，我常常忘記刷牙，也數不清有多少次因為忘記烘衣服，導致沒有乾淨衣服換穿。

這是因為維持整潔的能力
會受到 ADHD 症狀的影響……

健忘
感官敏感
組織能力差
缺乏
時間觀念

例如難以計畫
什麼時候要洗頭髮……

不會吧，我應該
今早洗頭的！

……或者沒有注意到
衣服髒了……

沾到
黃芥末醬？

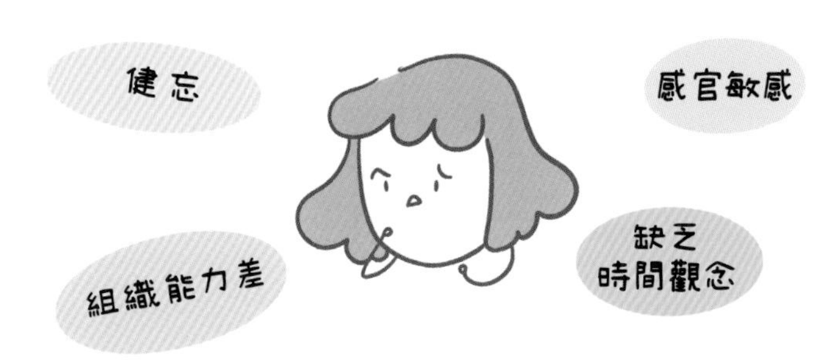

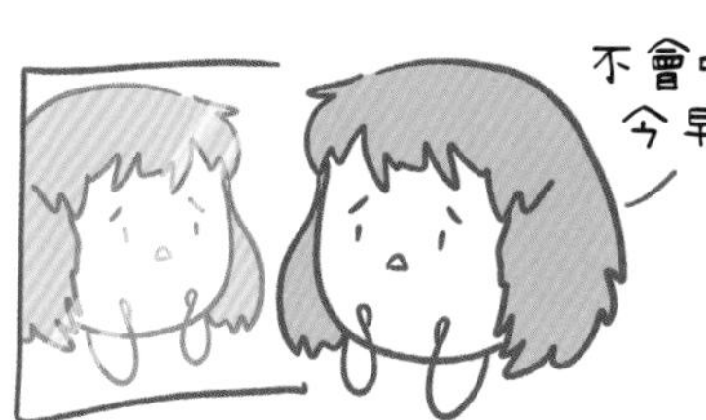

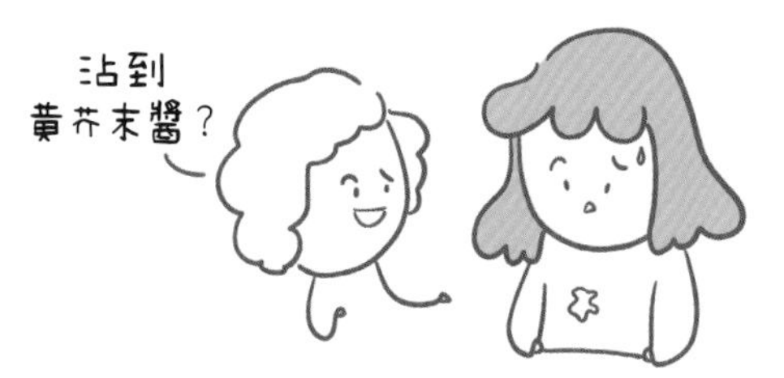

因為感官敏感
而討厭淋浴……

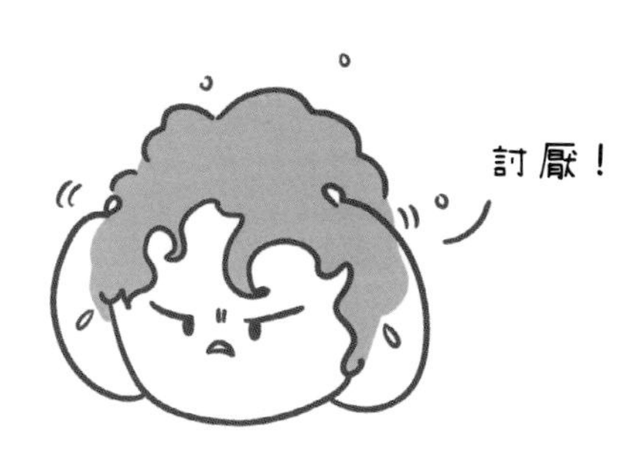


……或者忘記刷牙

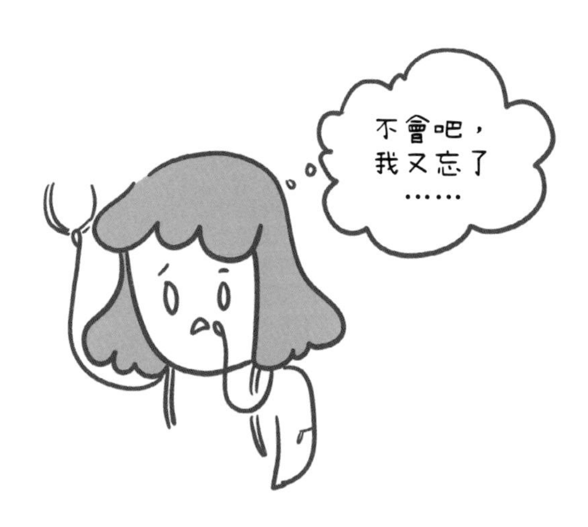

# 我的建議

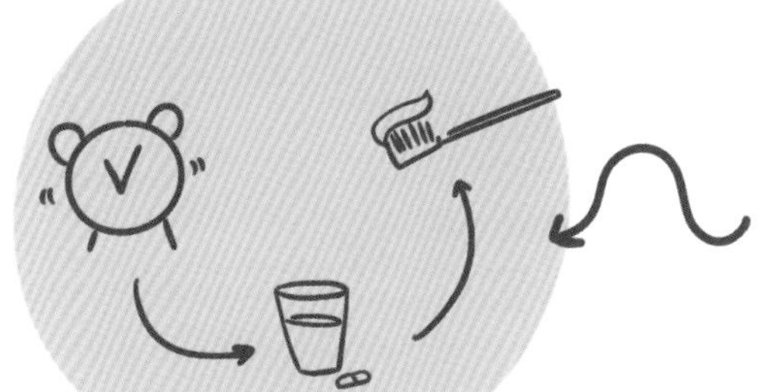

我醒來後總是把吃藥、刷牙一口氣做完，以免忘了。接下來你會瞭解到如何養成習慣。

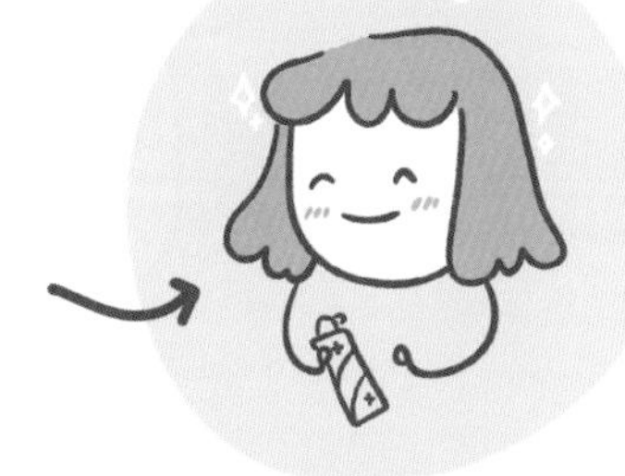

我不喜歡洗頭，所以經常拖延。我一定隨身攜帶乾洗髮噴霧。

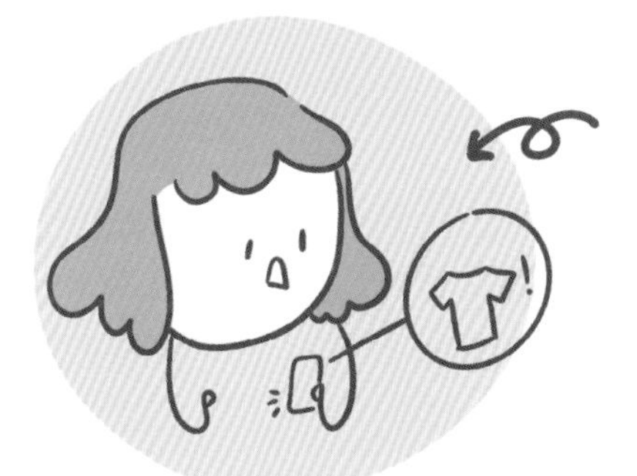

開始洗衣服以後，我會在手機上設置提醒。如果沒有設置我一定會忘記，到下一次要用洗衣機的時候，就會在裡面找到濕答答的衣服！

# 化妝

ADHD會影響生活的方方面面，
包括化妝
例如：已經大遲到了
仍覺得還有時間上全妝

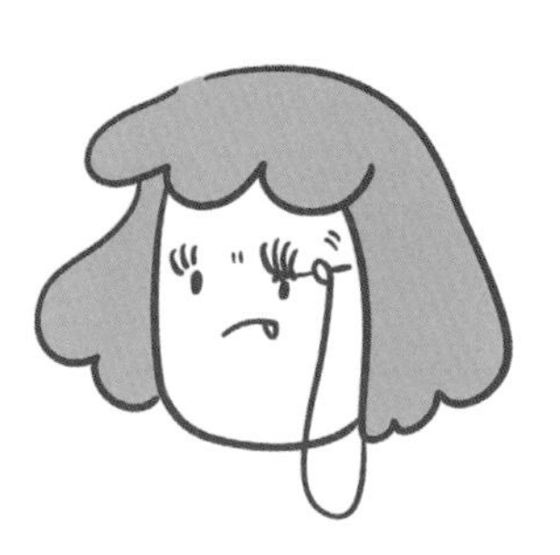

## 我的經驗

有時候我會很想化妝，花很多時間把全臉的妝上完（即使已經遲到了），隔天卻擦點唇膏就滿意了。不過大多數時候，我因為遲到而只有五分鐘能化妝，化妝品扔得到處都是。

花好幾個小時

看化妝影片……

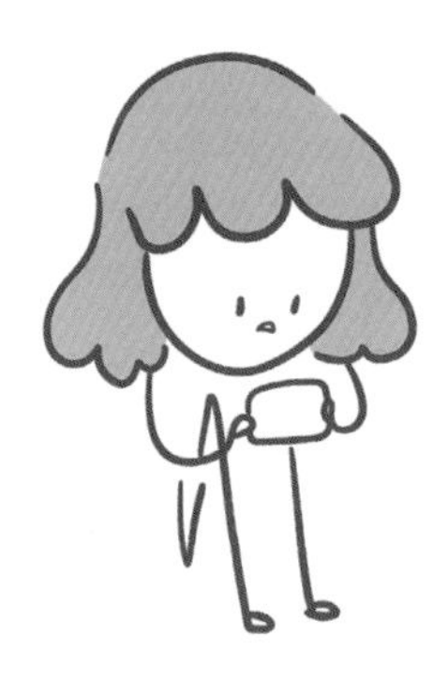

化個妝卻搞得

一片狼籍……

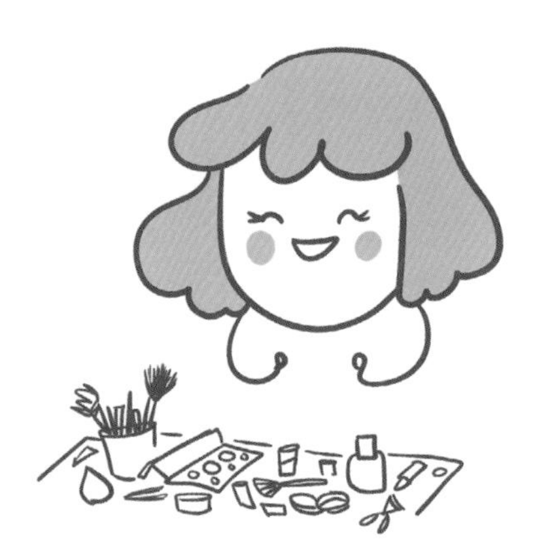

無法克制地摸臉、揉臉
而把妝弄花……

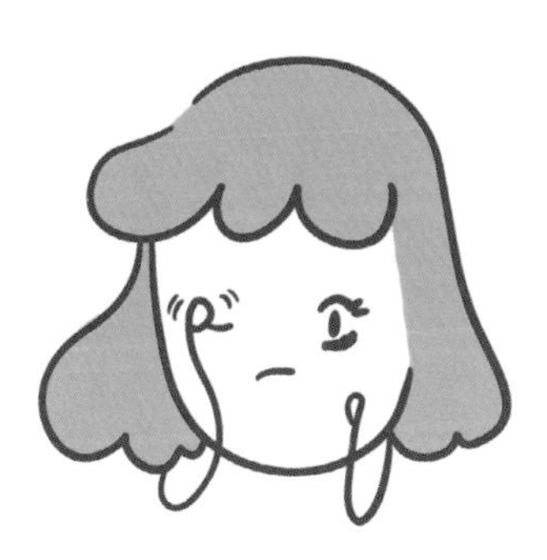

或是只有兩種
化妝心情……

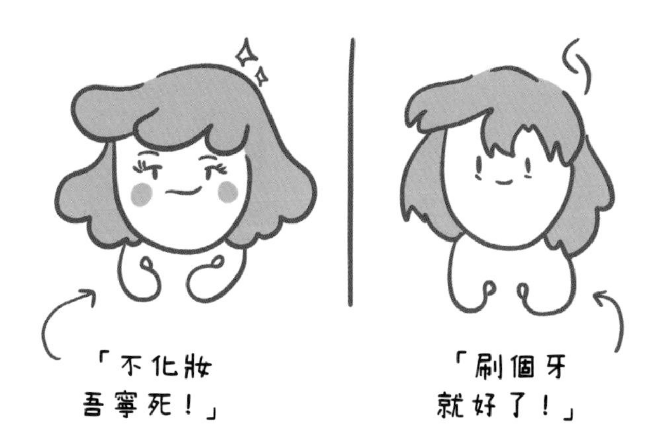

# 我的建議

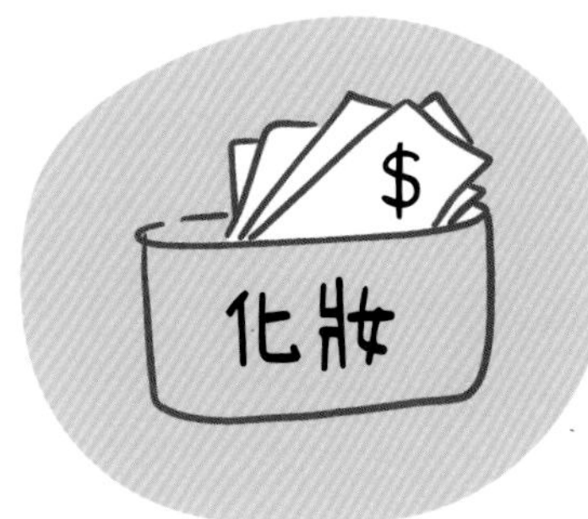


化妝品是我最常衝動購買的東西之一。為了避免失心瘋買太多，我訂了一個務實的每月預算，我還是能開心花錢，不用感到沮喪。

為了避免遲到，我會替「一般」化妝計時，這樣就知道我需要留多少時間。

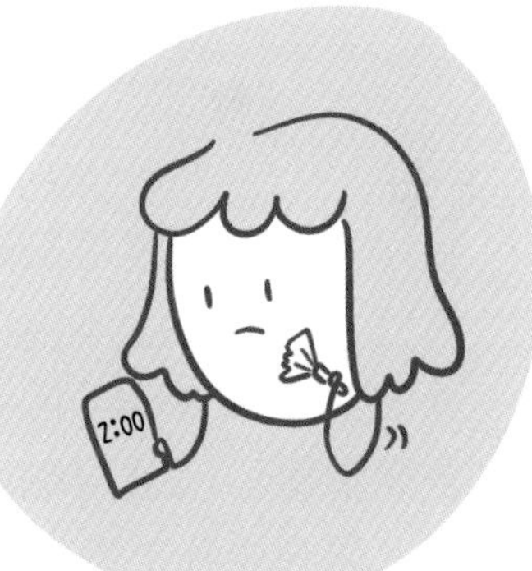

# 咖啡因

你知道咖啡會對ADHD的人
產生不同影響嗎

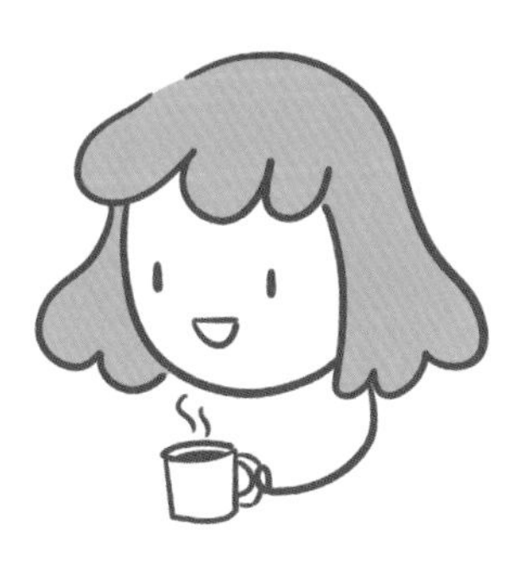

## 我的經驗

我與咖啡有著愛恨交織的關係，咖啡因可以幫助我把事情完成，並給我勇氣能夠開始待辦事項中最困難的任務，但是太多咖啡因會讓心智過動嚴重加劇，甚至變成全面焦慮。我曾用咖啡與茶當成自己的興奮劑藥方許多年，現在要我不靠咖啡因生活變得很困難。

一些有ADHD的人連一滴咖啡都不碰，
因為它會增加過動……

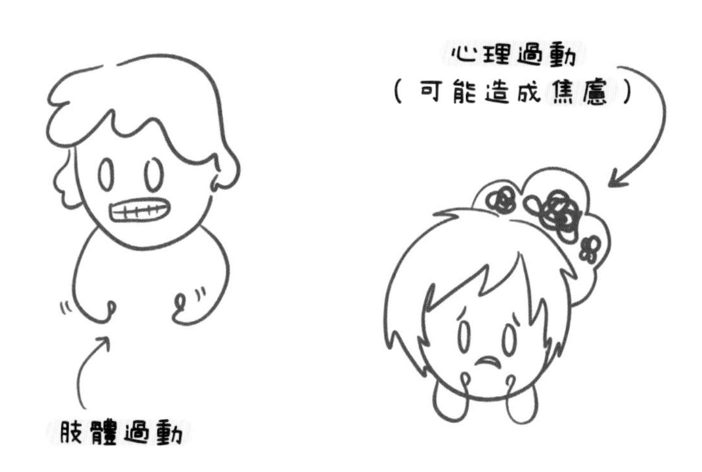


對其他人來說，咖啡有正面功效，
可幫助他們放鬆……

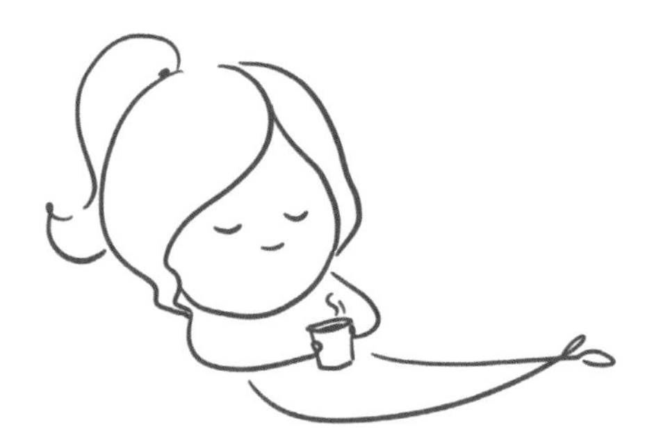

許多沒有意識到自己有ADHD的成人
高度依賴咖啡來提升專注

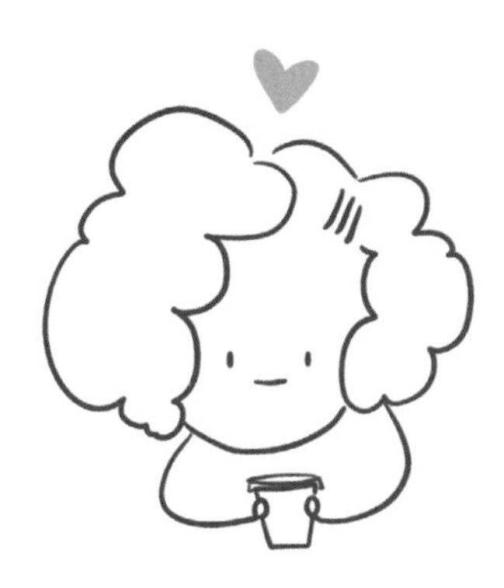

有些人變成強烈需要咖啡……

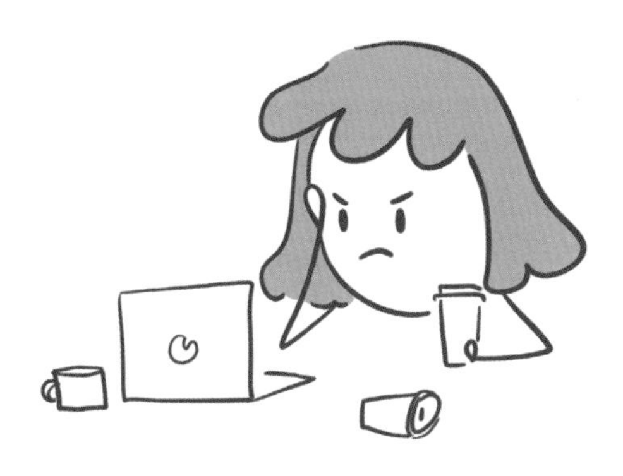

……最後攝取一大堆咖啡因

# 我的建議

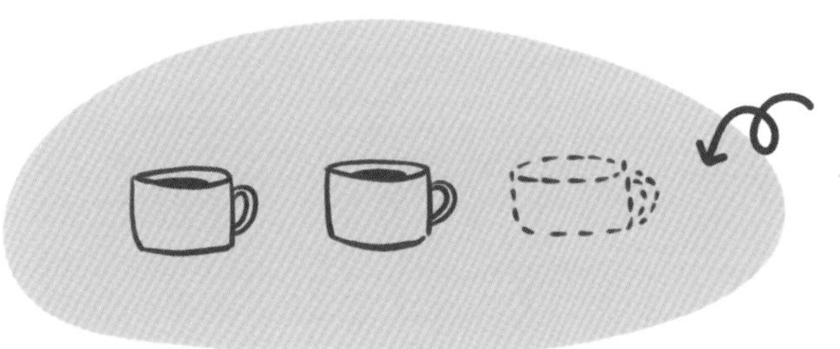

減少攝取咖啡因讓我的睡眠品質提升，心理健康改善。這些改變又幫助我咖啡減量。一天少喝一杯，或午餐後改喝低咖啡因咖啡都有顯著影響！

我覺得需要少喝一點咖啡時，我會改喝低咖啡因飲料，例如綠茶或熱巧克力，吃點黑巧克力或可可碎粒，作為咖啡因的補充。

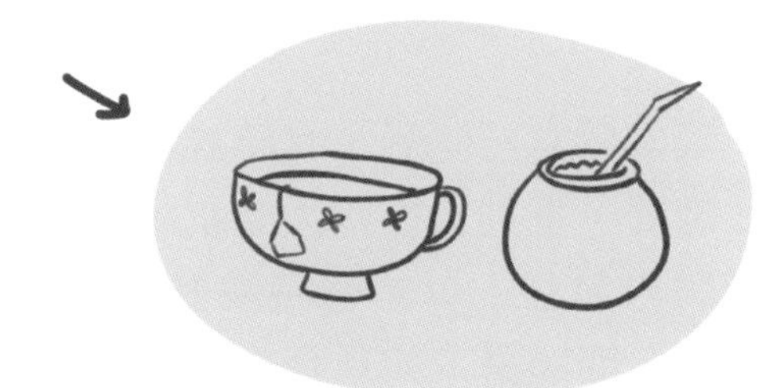

# 忘記吃飯

## 有ADHD的人常常忘記吃飯

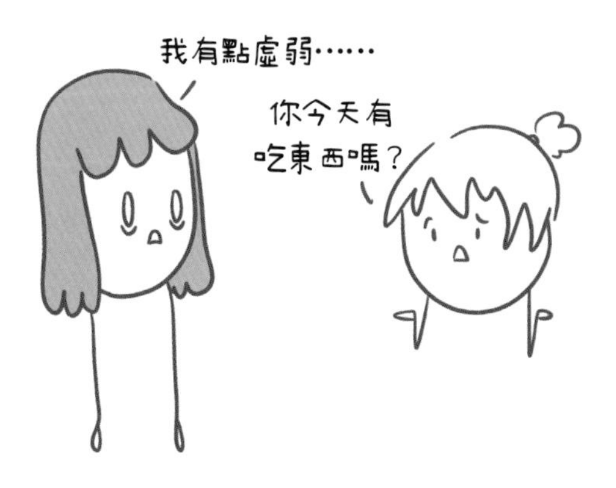


## 我的經驗

我常常忘記吃飯。有時候我會完全專注於某件事，忘了時間，直到胃開始大聲抗議（不意外，這種事老是在會議中發生！）。有時我整天都很忙亂，根本沒時間吃飯。問題是，如果我忘記吃東西，神遊等等 ADHD 症狀會更嚴重。我現在每天至少一定會認真吃兩餐。

我們會對某件事過度專注，
把其他事情都拋諸腦後

我想知道所有
關於亞熱帶氣候
的資訊

缺乏組織能力也會讓我們
有點難以規律用餐……

線上會議
五分鐘後開始！
不會吧，我
沒時間吃飯……

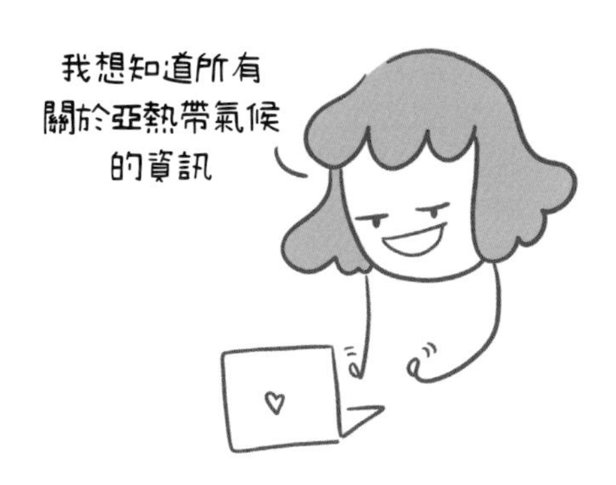

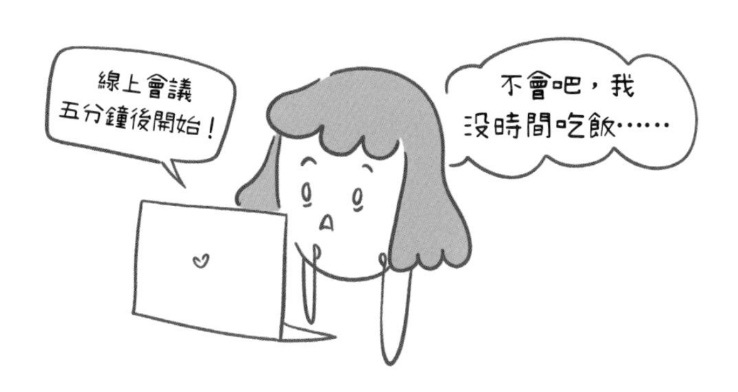

沒有時間意識
讓我們難以準時用餐

該好好大吃一頓
午餐犒賞自己
都下午四點了……

而且ADHD藥物
會讓我們食慾減退……

我自己做的！
我不餓，
等一下再吃

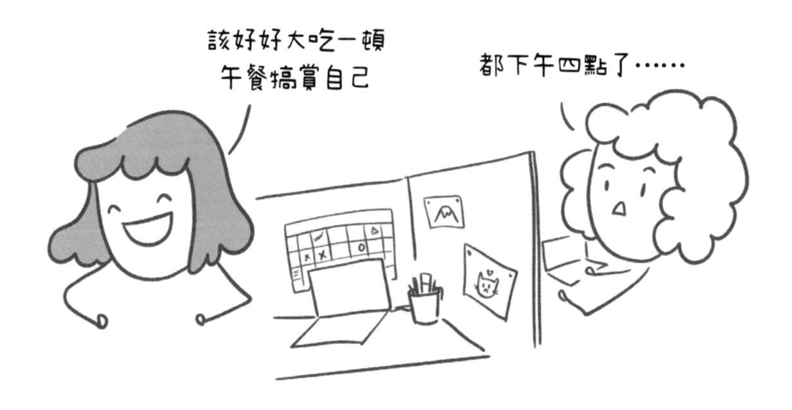

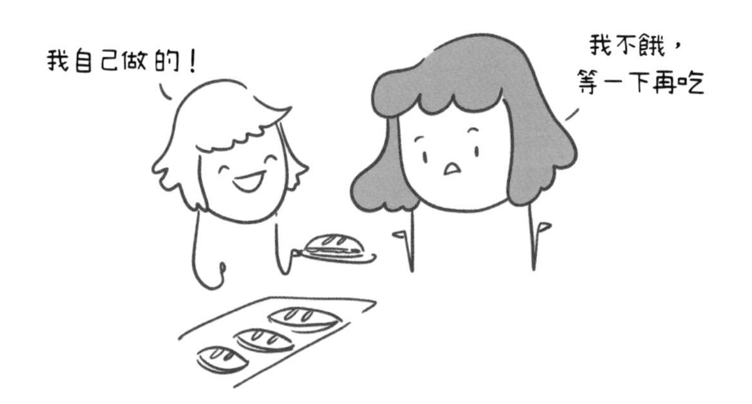

# 我的建議

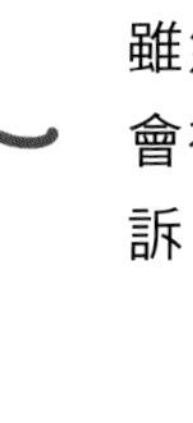

雖然聽起來很奇怪，但我有時候會在手機上設定提醒，只是要告訴自己「別忘記吃東西」。

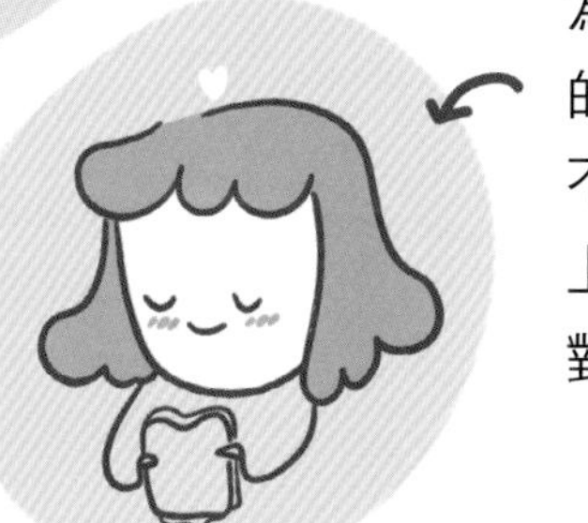

為了不挨餓，我必須接受最方便的選擇。午餐吃起司三明治也許不足以在生活風格網站 Pinterest 上發文，但這是我唯一能做的，對我來說已經夠好了！

當我注意到飲食習慣變差，我會諮詢營養師，根據需求訂定用餐計畫。

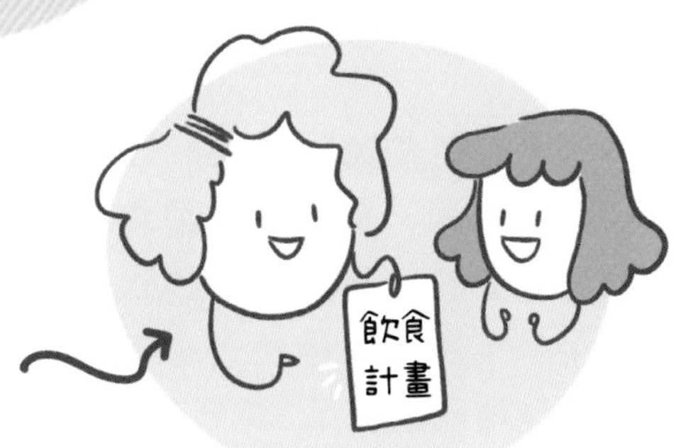

# 忘記東西

ADHD的注意力不足症狀之一

就是忘東忘西……

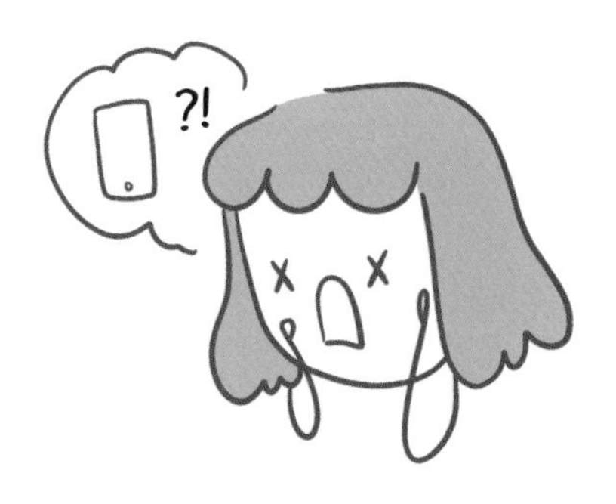


## 我的經驗

通常出門在外的時候我對於自己的東西非常小心，所以很少弄丟東西。但是我常常會忘記東西放在哪裡，我每個禮拜都要花好幾個小時找眼鏡、電視遙控器、手機或廚房用具，我有一種總是在找東西的感覺。這很累人，特別是發現已經找了 30 分鐘的手機就在手上！

……這就是為何某些有ADHD的人
對於自己的東西非常小心，以免弄丟

等一下，我的手機
還在嗎？

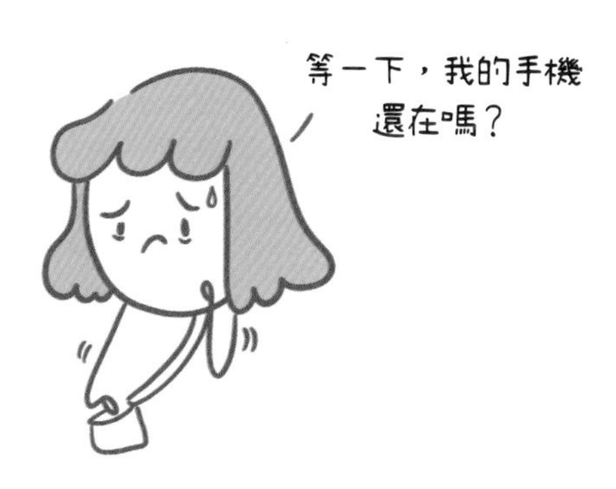

但這並不代表他們不會老是
忘記東西放在哪裡

為什麼眼鏡
會在冰箱裡？！
花了
45分鐘
找眼鏡

有些有ADHD的人
每天花好幾個小時找東西

遙控器
在哪裡？
我不知道……
已經找了
一整天……

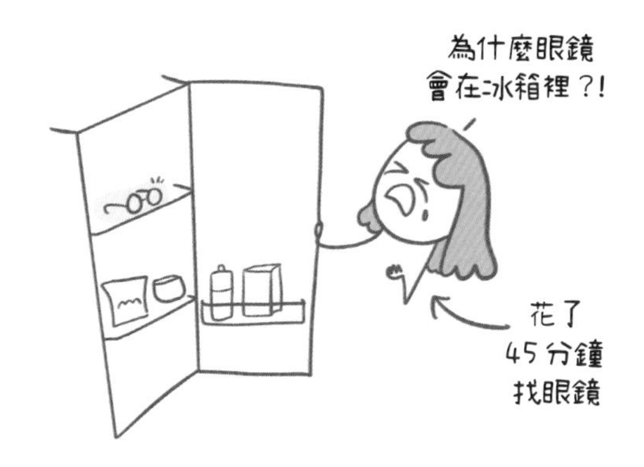

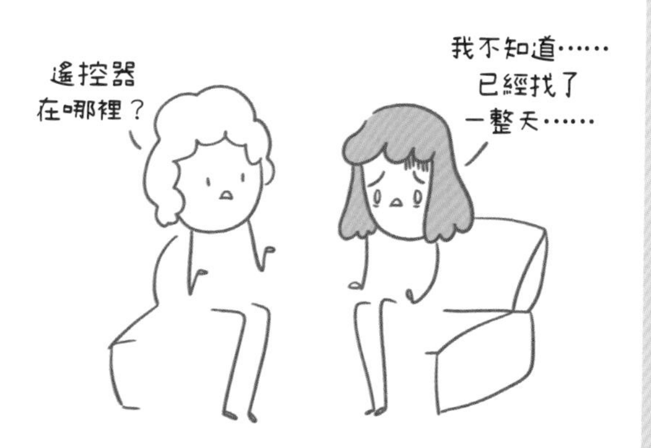

……特別是其他人
無法理解時……

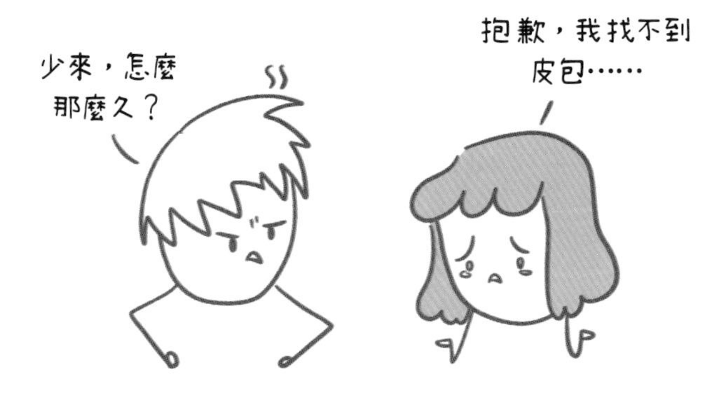


會讓心很累……

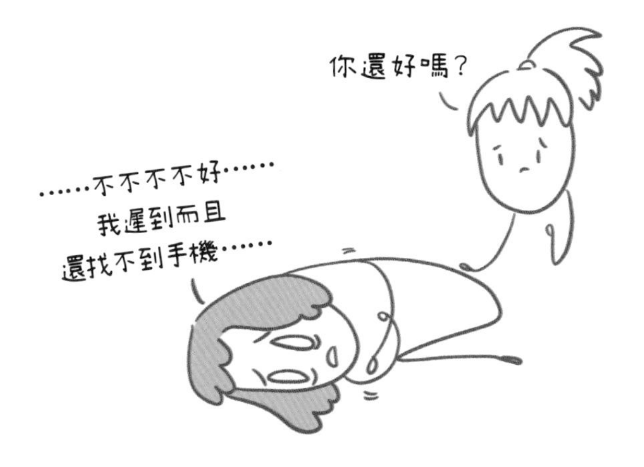

## 我的建議

我買了一個磁鐵鑰匙架放在前門，我好慶幸自己有這麼做！每樣東西都有固定的放置地點，能大幅減少亂丟東西的頻率。

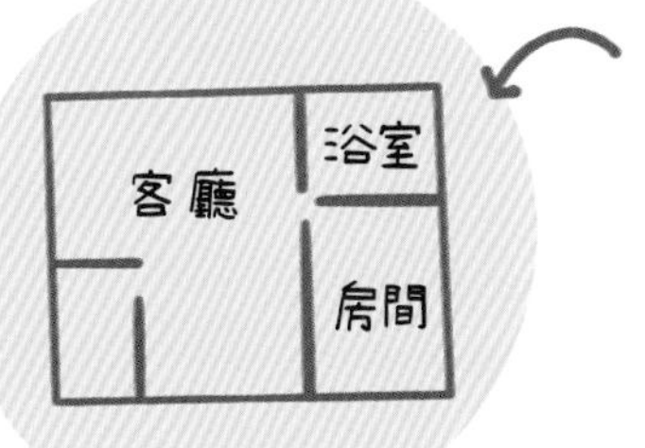


我常常亂丟，找不到東西。只好一個一個房間依序找，以免無頭蒼蠅般亂找，浪費時間。

朋友理解我的痛苦，所以送我一個追蹤器。我裝在無線耳機殼上，很有效！

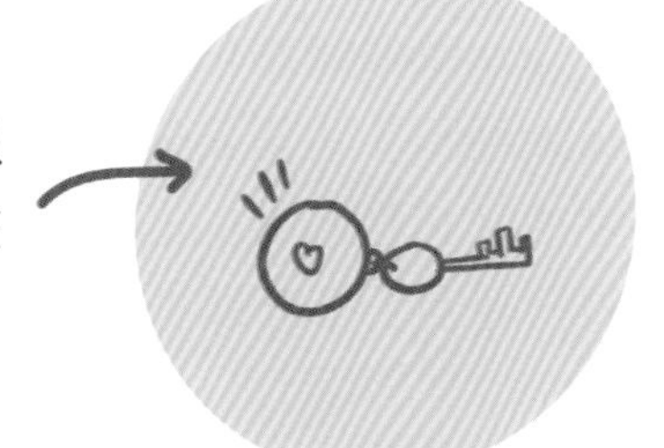

# 遲到

對於許多有ADHD的人來說，

準時並不容易

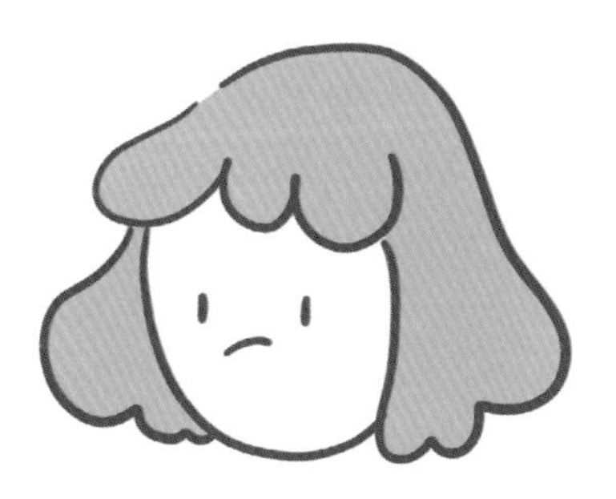

## 我的經驗

我從來沒辦法準時。不是很早到，就是大遲到。如果我很擔心遲到，我就會高估交通時間，提早很多出門。如果我超級大遲到，通常是因為在做某件很有趣的事（比如看可愛貓咪抖音影片），把約會拋諸腦後，等到約定好的時間已經過了五分鐘才想起。

## 因為缺乏時間意識
## 而遲到

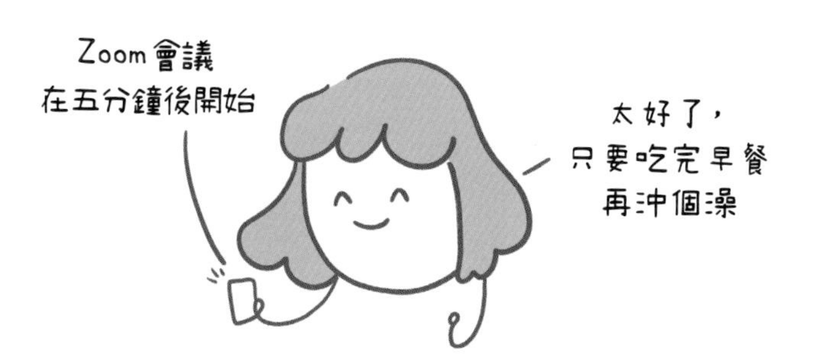


## 因為害怕遲到
## 而早到……

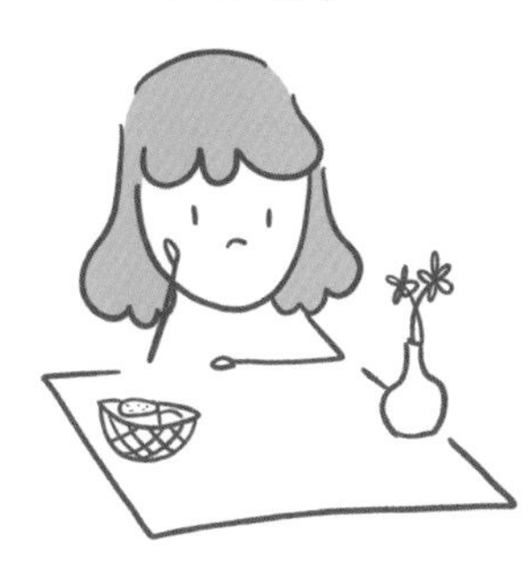

## 因為分心
## 而遲到……

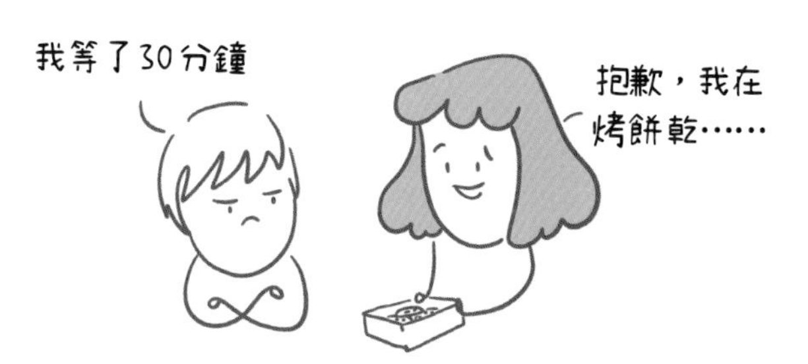

遲到，是因為
未經思索就回覆邀約……

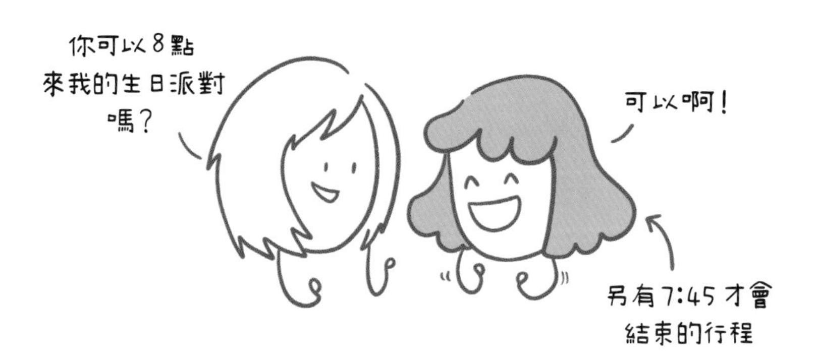


遲到，是因為
忘記已經有約……

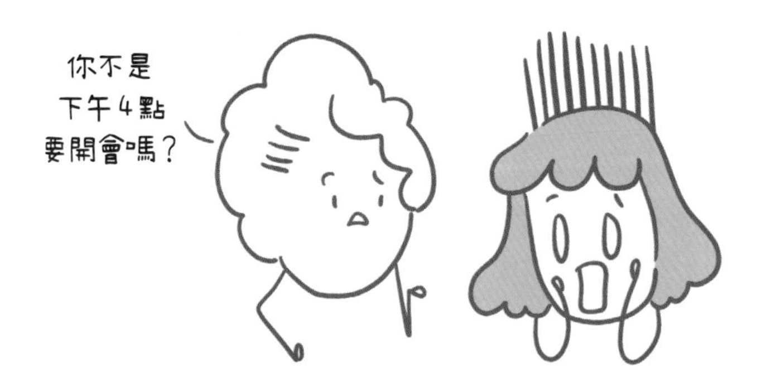

# 我的建議

在重要電話或見面之前的一兩個小時，我盡量不做會讓我分心的事，例如瀏覽社群媒體或打開就停不下來的電視節目。想要「看到飽」有更好的時間！

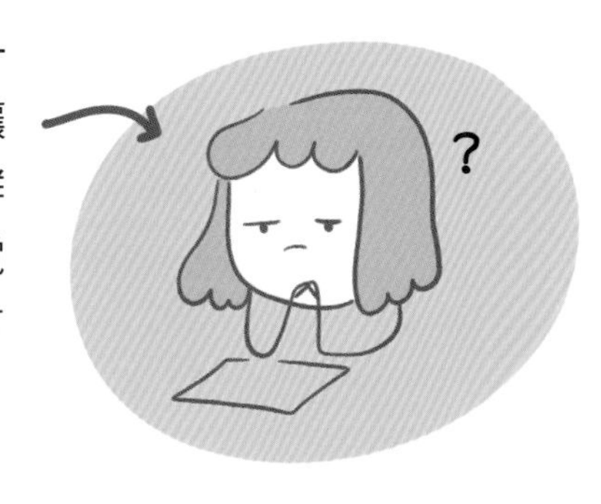


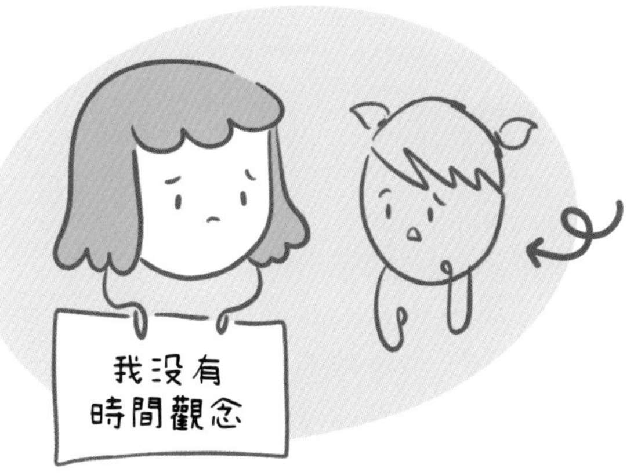


遲到時會道歉，也會解釋原因。我不會說是因為上網搜尋麵條歷史到忘我，而會說我沒有時間觀念。

# 開車

## 分心、不注意和衝動等
## ADHD 特徵會影響駕駛行為

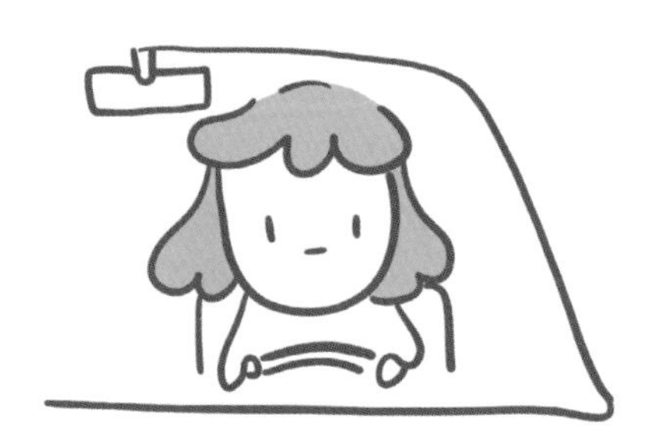

## 我的經驗

對我來說，開車要不是極為累人，就是讓人愉悅。在城市裡開車必須留心號誌、腳踏車及行人，我很快就會陷入焦慮。如果車上有乘客或是 GPS 語音導航，我就會完全迷失。但是同時，衝動的大腦會覺得在沒有車的高速公路上（安全地）奔馳是世上最有滿足感的事。

……我們可能

沒有留意到交通號誌

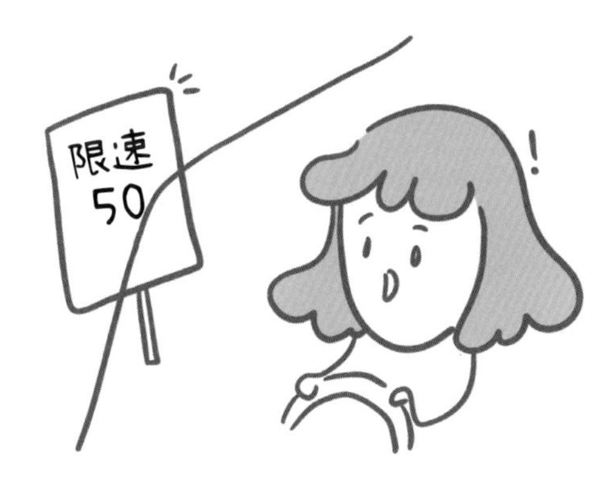


……我們容易分心，

特別是長途旅程……

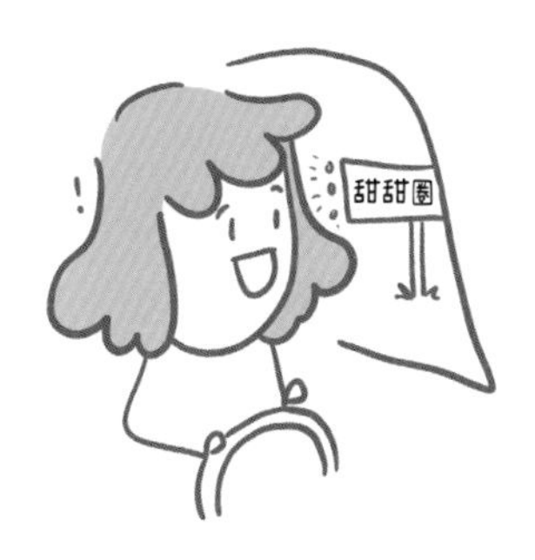


……無法控制情緒

可能會導致路怒症……

……有人跟我們說話時
就會無法專心路況

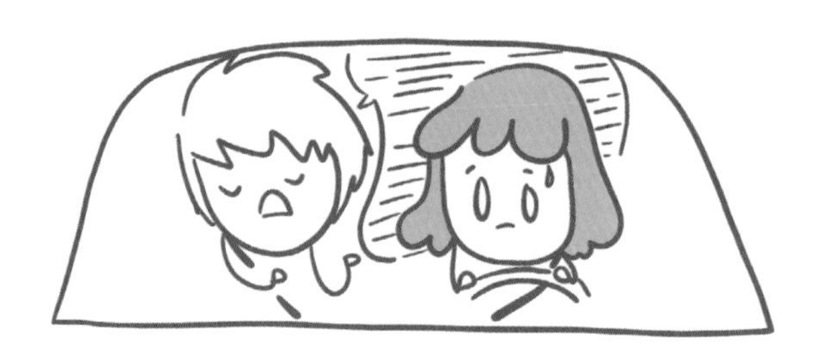

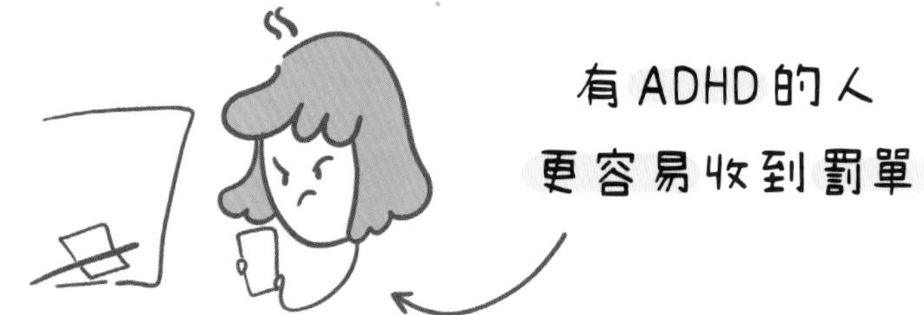

有ADHD的人
更容易收到罰單

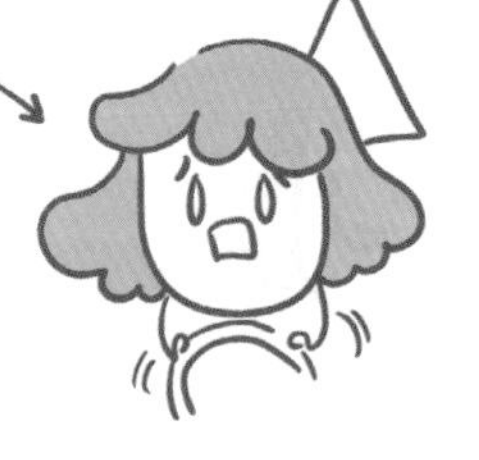

……也更容易
發生車禍

# 我的建議

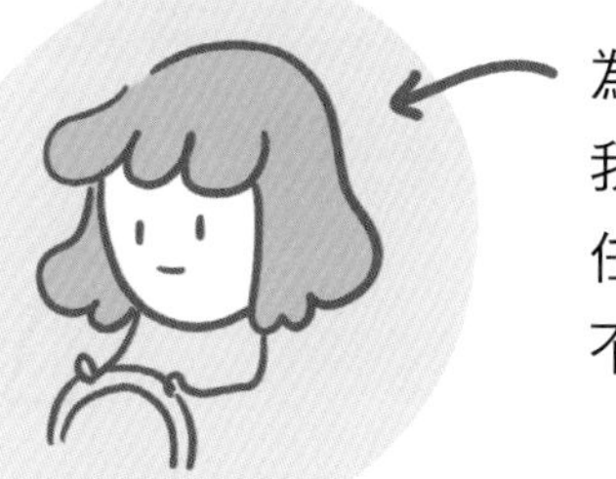

為了避免分心，開車時我會把手機、食物以及任何好玩的東西放至拿不到的地方。

自從診斷出 ADHD 之後，我都會直接告訴乘客，為了專心開車，我有時需要安靜。

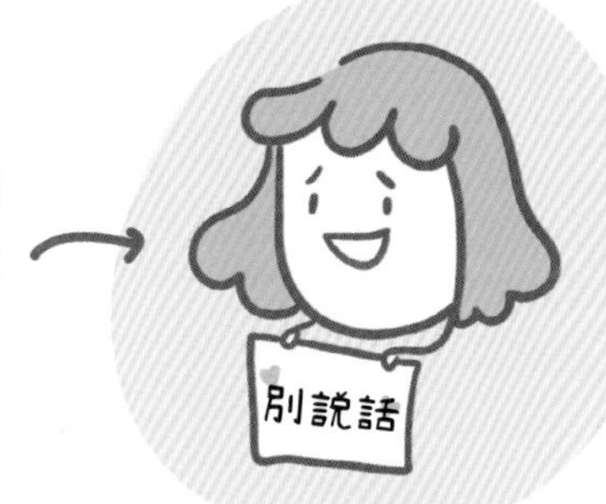


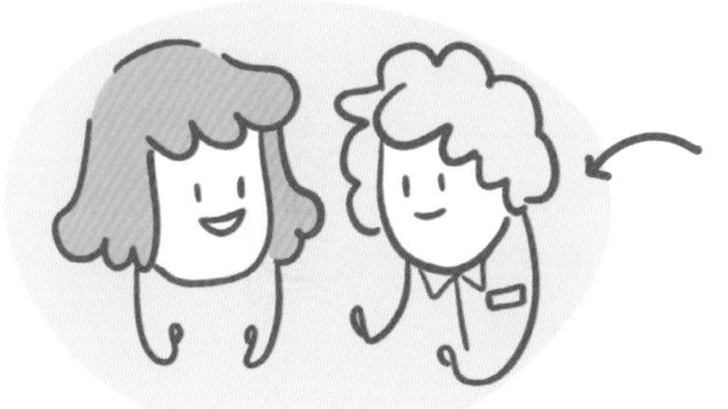

我會諮詢治療師處理我的駕駛焦慮。認知行為治療（CBT）幫助我在握方向盤時更有自信。

# 傳訊息

有ADHD的人透過文字溝通時
會面臨各種挑戰

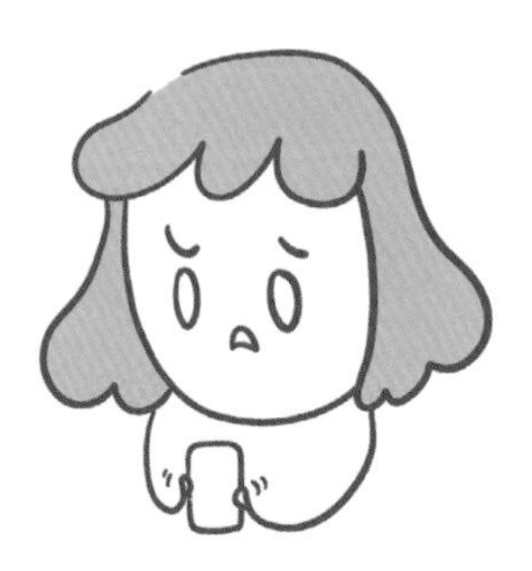

## 我的經驗

溝通對我來說是一大挑戰，特別是傳訊息。當我收到訊息時，我會盡快回覆，否則有很大機率我會忘記（就算手機會跳出亮紅色的通知圖示也一樣）！

他們會忘了回訊息，
突然消失好幾個禮拜……

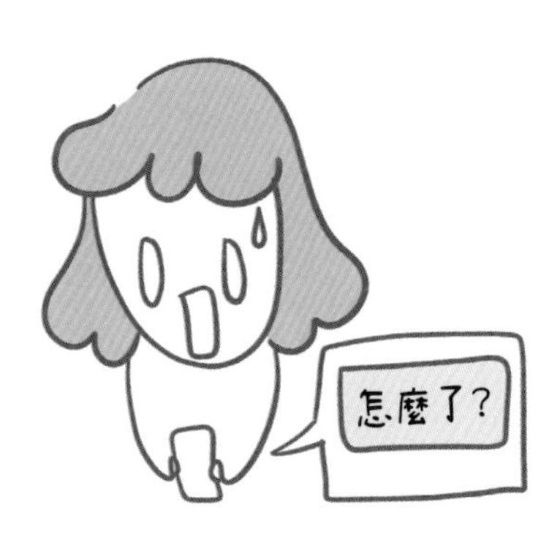


一則簡單的訊息也會
讓他們感覺被拒絕……

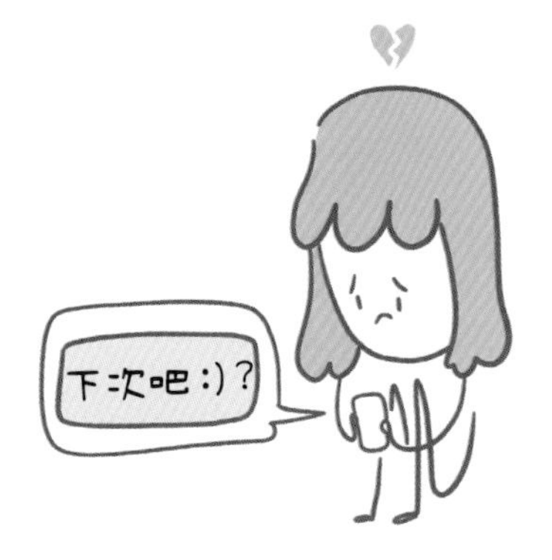


擔心忘記回訊息
而放下現在做的事情……

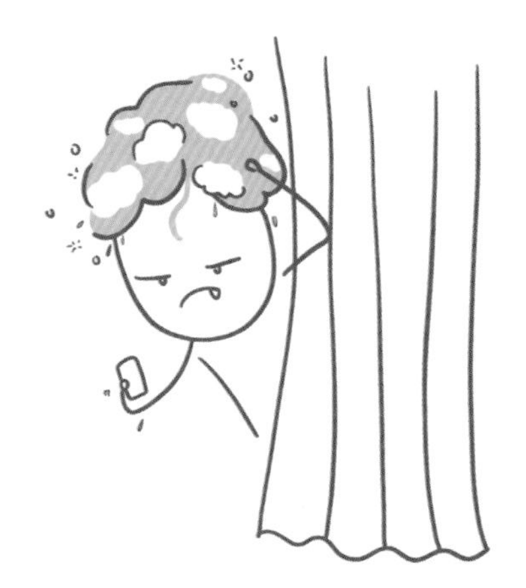

他們會過度專注在對話上，
傳送出非常長的訊息……

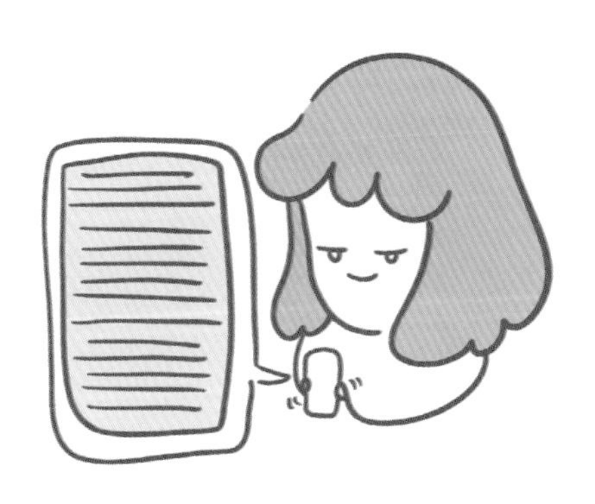

或者讓思緒奔馳，
傳送許多短訊息

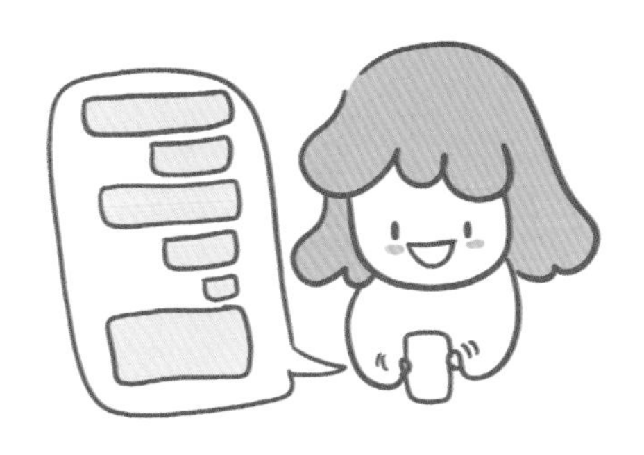

## 我的建議

忘記回訊息時，我會誠實以告。自從診斷出 ADHD 之後，我會嘗試解釋我遇到的困難。我總是很訝異只要告訴對方實話，大家都能體諒。

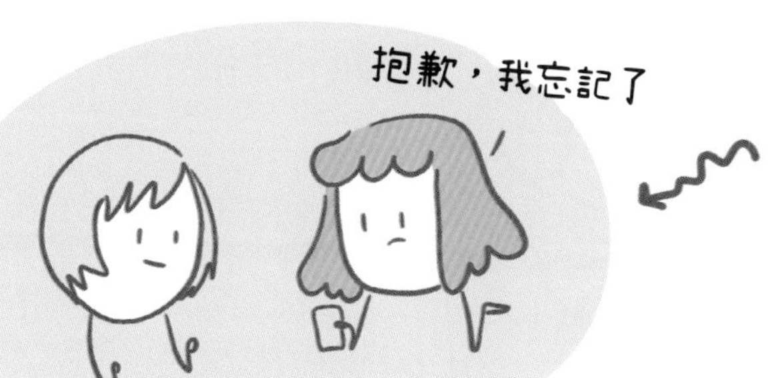


如果我無法馬上回覆，我會先傳「收到你的訊息了，我會盡快回應」這樣的內容，並設置提醒。

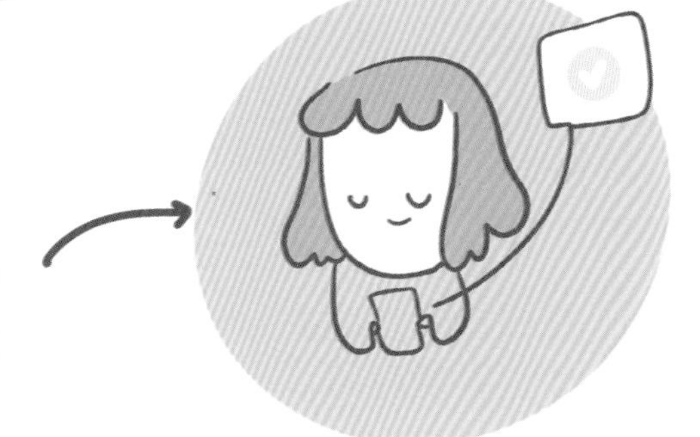

為了確保不會忘記回訊息，我每晚會花幾分鐘看全部的訊息。如果不想馬上回，我會設置提醒。

# 工作

ADHD症狀會影生活的所有層面，
包括工作。

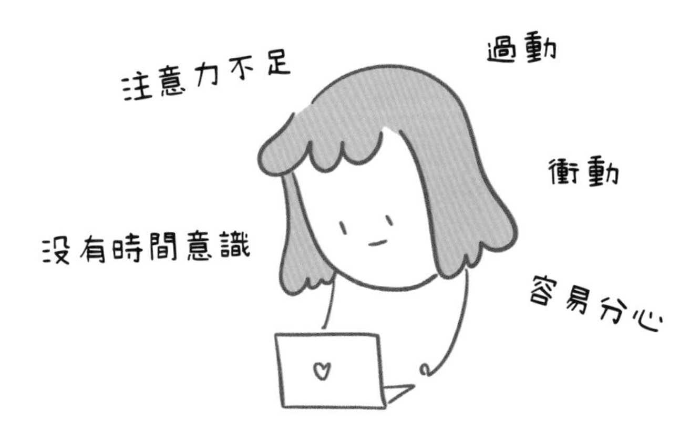


## 我的經驗

我做過很多工作，ADHD 都造成一定程度的影響。在旅館接待櫃檯工作時，我總是覺得混淆，害怕與住客對話說明。我在當自由文案寫手時犯了很多錯，客戶經常不滿。

## ADHD讓我無法有條理

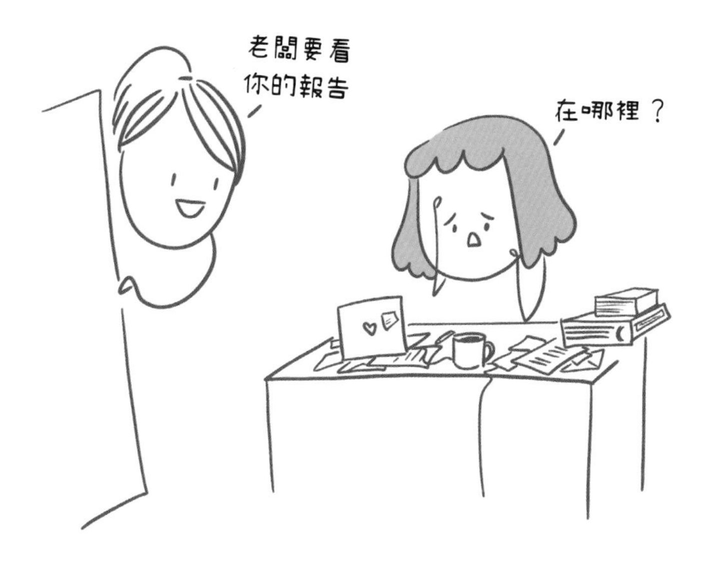


## 很快對重複的工作感到無聊

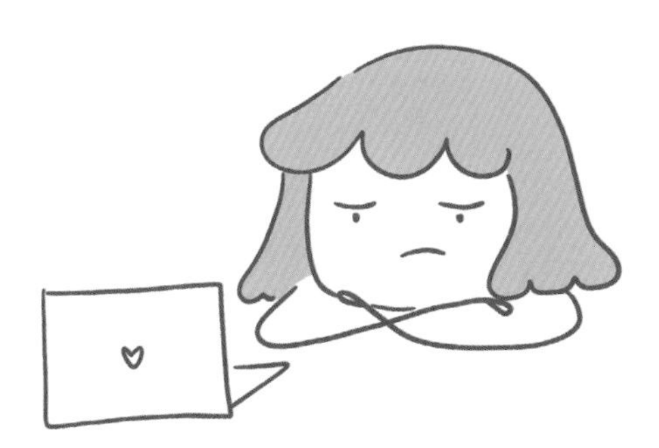

## 對口頭指示感到困惑

只要按下左邊這個按鈕，接著把資料夾裡的這個檔案放進這個分頁，再把這個項目拉到這裡
什麼？

## 但是我們也會對新計畫感到興奮

來做吧！

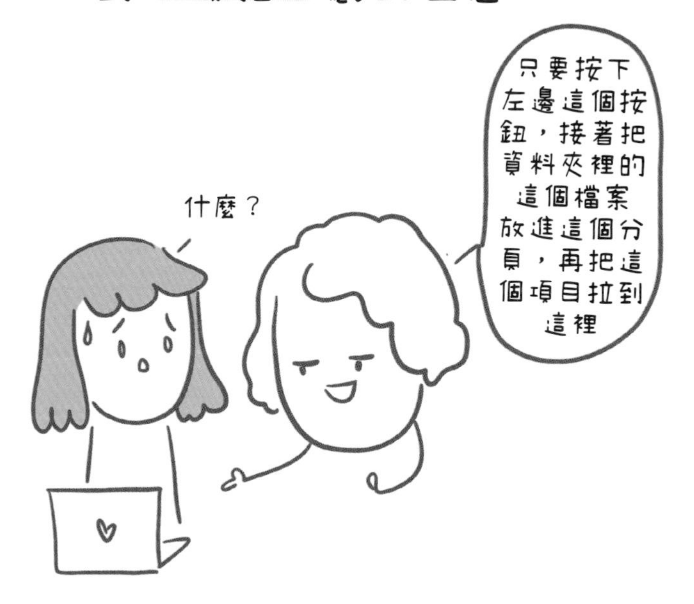

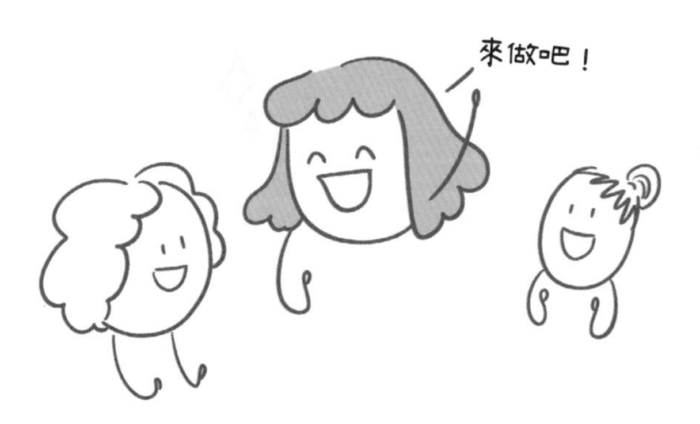

而且有興趣的時候
學得很快！

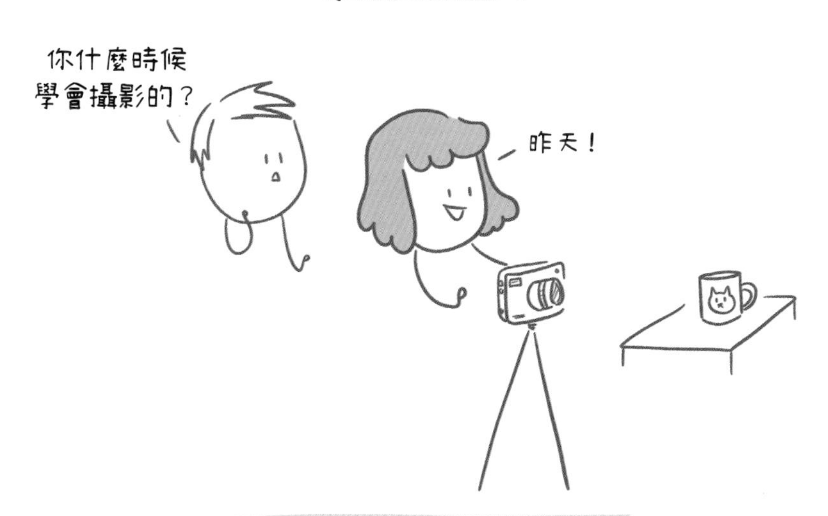


## 我的建議

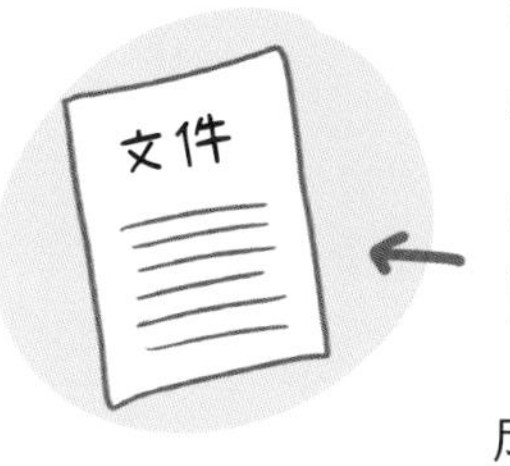


在我確定診斷以前，還沒有意識到需要調適 ADHD 症狀時，我就會另外想辦法，例如要求重要指示的書面文件。

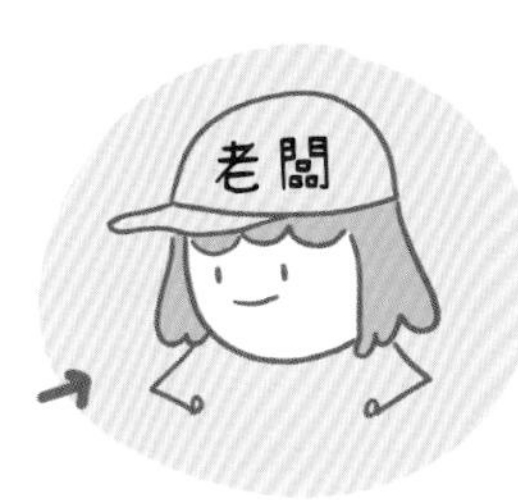


成為自由文案寫手，以及之後轉戰內容創作者是我最棒的決定之一。雖然壓力很大，但我可以善用迸發的動機和靈感，同時有時間做其他事。

# 文書作業

很多人不喜歡處理文書作業。
對有ADHD的人來說，
更可能是一場惡夢。

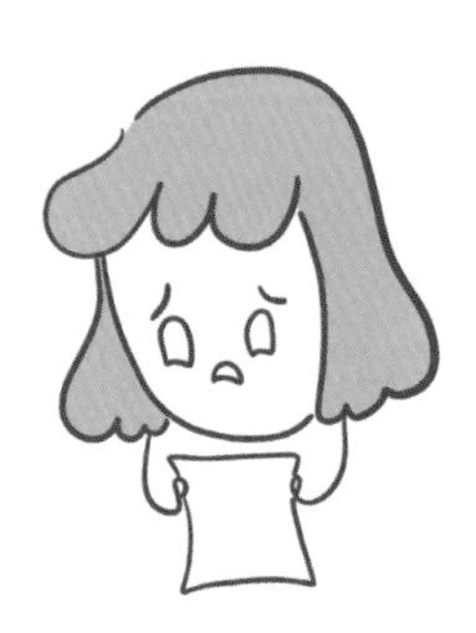

## 我的經驗

我討厭文書作業，一直都是。我有放著沒開的信件，最後一刻才付清帳單，每次做行政工作都會迷失。這些事情非常難以招架，而且不騙你，我曾經在填寫正式表格時因為沮喪而哭泣。

對ADHD的人來說，
文書作業感覺像是……
一堆沒打開的信件……

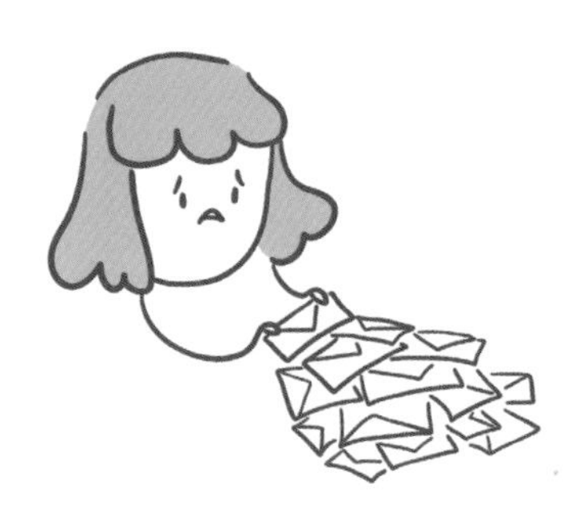

線上行政作業
很困難……

密碼錯誤

……忘記付帳單
（有錢繳還是忘記）……

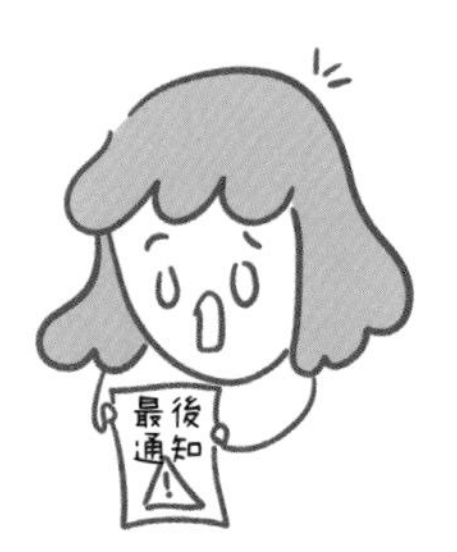

陷入逃避行政作業
的循環……

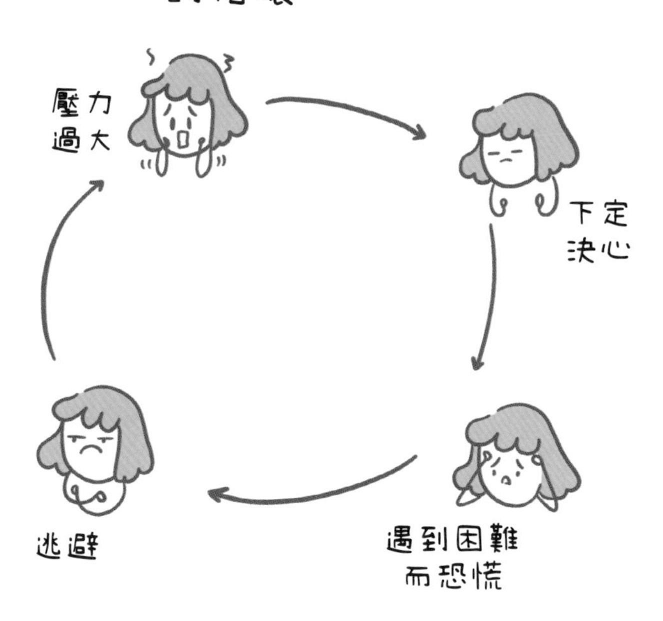


「簡單的」行政作業
也讓人
難以招架……

很簡單，只需要線上登入帳戶，
下載67xP01表格，填寫，印出，
在星期二下午兩點到四點交回來。

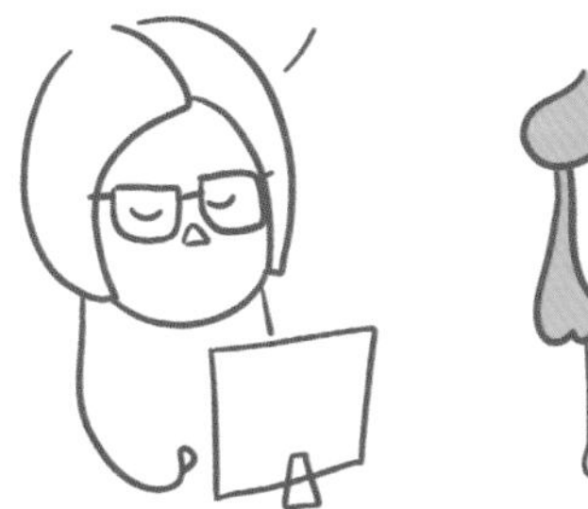

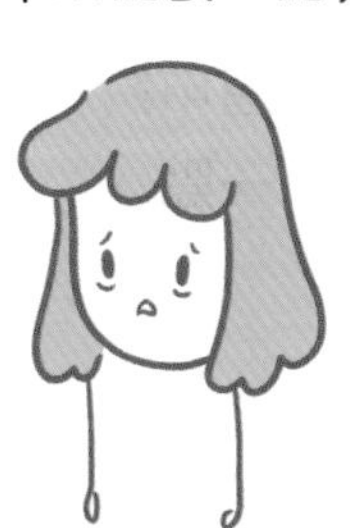

# 我的建議

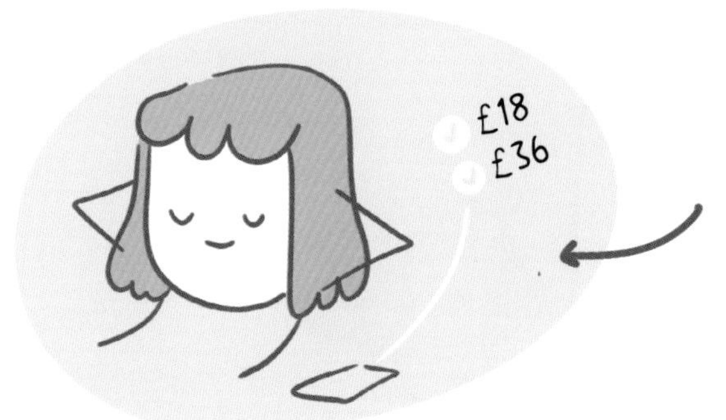


又一次遲繳之後，我決定把所有帳單都改成自動繳費。這需要花一點時間，但之後就不用擔心逾期。

如果覺得沒辦法一個人完成，我經常請求協助。有朋友幫忙瞭解怎麼繳費，或是填寫租屋申請，都會讓事情簡單一點。

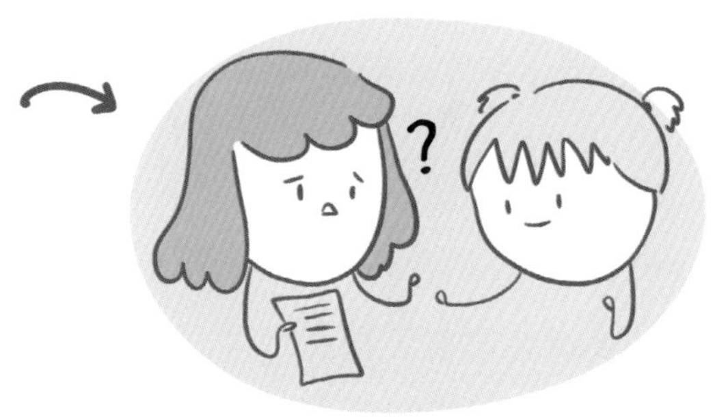

# 截止日期

死線對於 ADHD 大腦來說
是很大的挑戰……

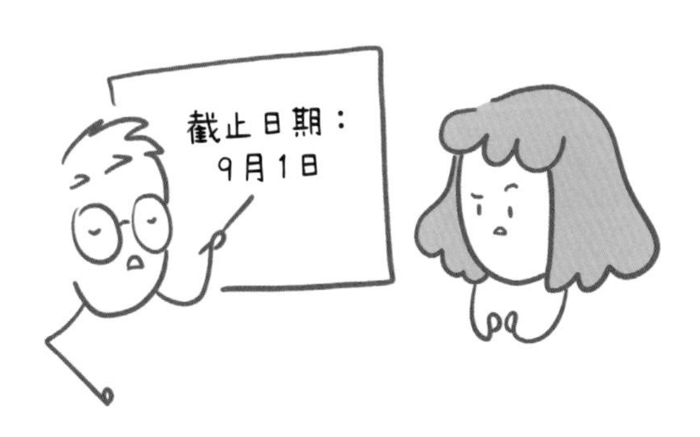


## 我的經驗

我很不擅長應付。如果數天後需要完成某項工作，我會覺得我還有大把大把的時間可以處理。結果當然是期限到了才發現我錯了。這點曾經大大影響我的工作。

我們對時間的感受不同

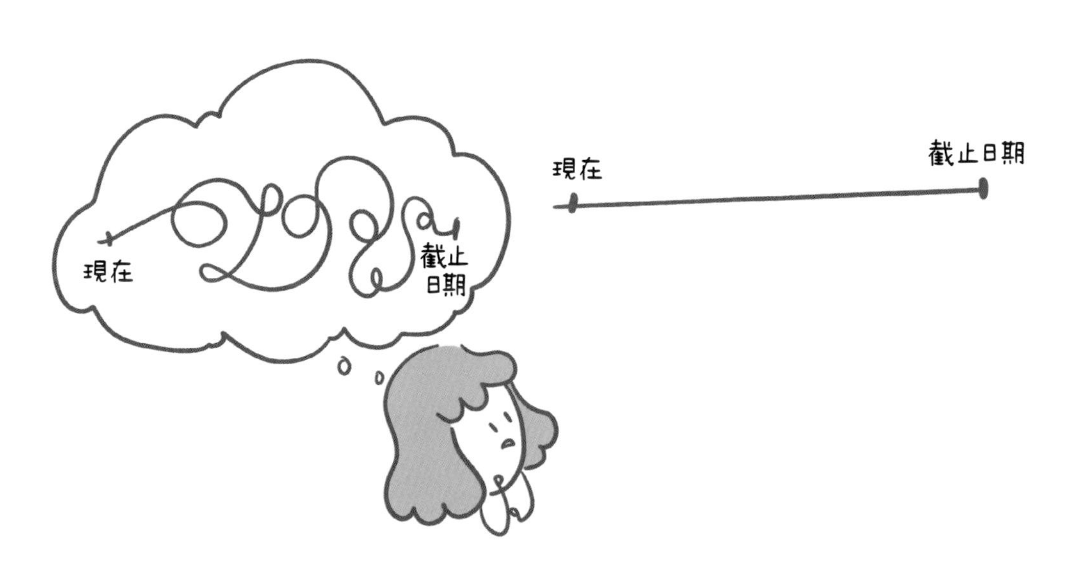

……我們難以

事前計畫……

兩天之後必須完成
某項需要花費20小時
的工作
別擔心，
明天下午會做完

……在最後一刻

才臨時抱佛腳

我在想什麼啊?!

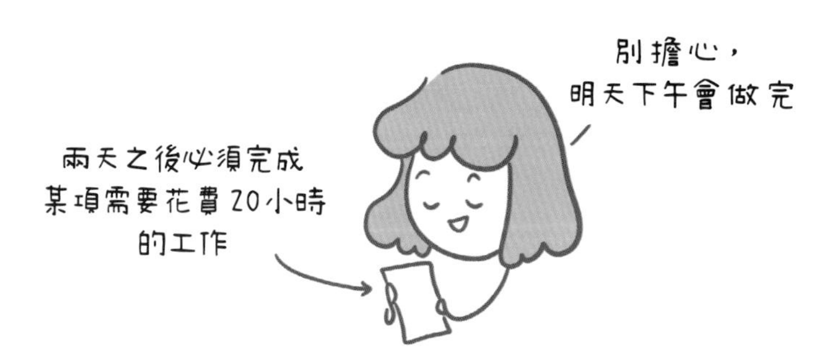

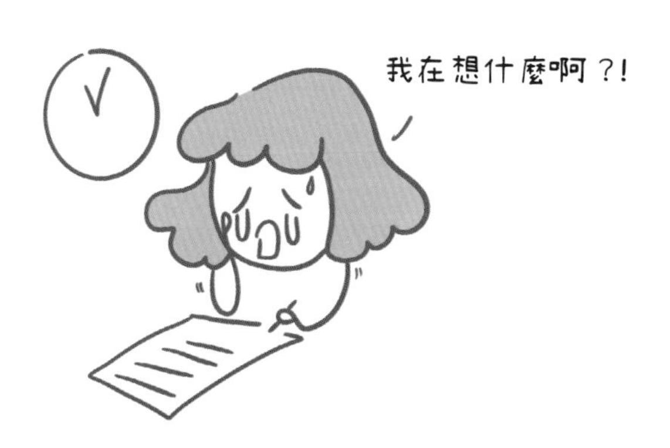

## 我的建議

我通常會把工作拆成更小、更容易處理的任務。例如，目標是寄一封電子郵件，如果當下沒辦法寫，我就把目標改成寫郵件主旨，這樣就能讓我更容易開始，在期限之內寄出。

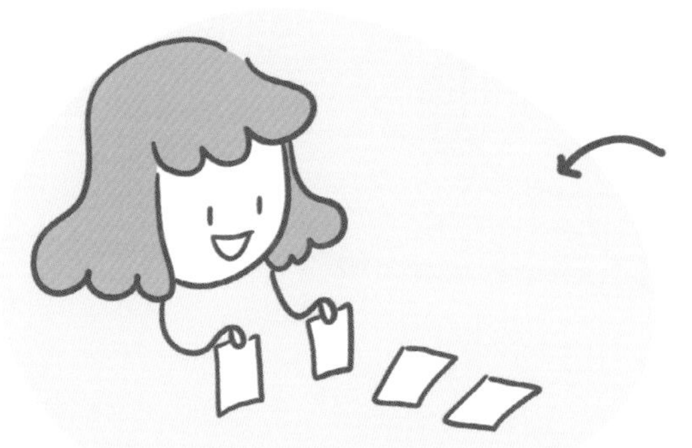

工作需要遵守期限時，我會製作視覺化的追蹤工具，可以只是在紙上畫箭頭和步驟，或是白板上的表格，只要能幫我掌握進度就好了。

在我感到無所適從的時候，分割工作總是能幫助我開始進行。在本書最後一部分我會告訴你更多。

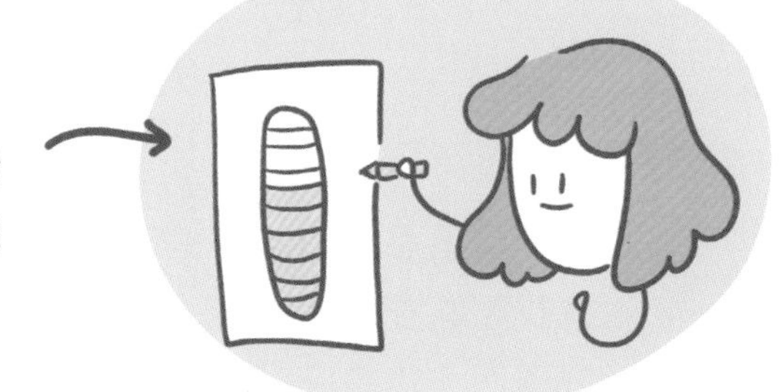

# 採買食物

如果沒有列清單，
會很難記得要買什麼

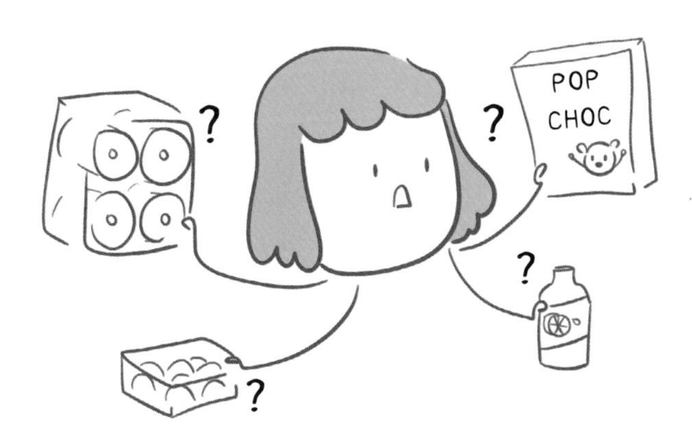


## 我的經驗

買食物是最受 ADHD 影響的日常作業。即使有清單，我還是會分心，忘了買重要的物品。我總是會買不需要的新奇玩意，花好幾個小時在走道上找東西，結果它就在面前。

……或是

忘記帶清單

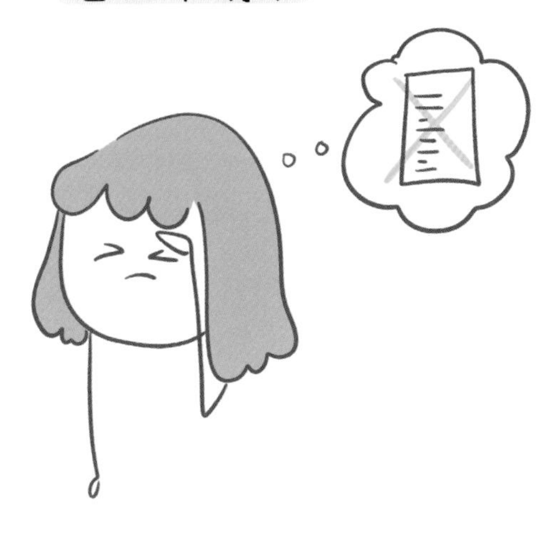

你會應付不了

太多的感官接收（sensory inputs）……

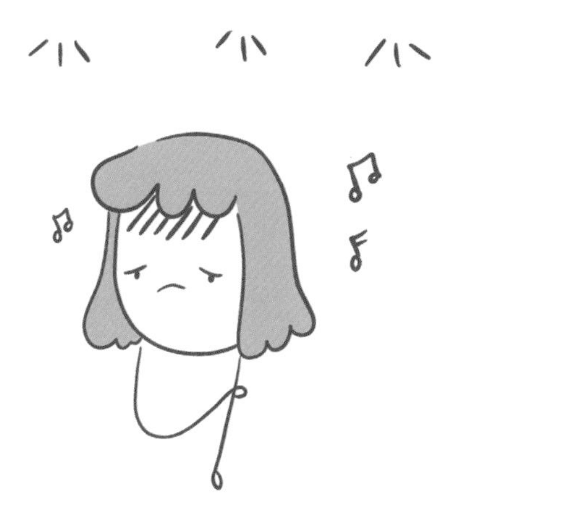

……無法決定

要選哪一個……

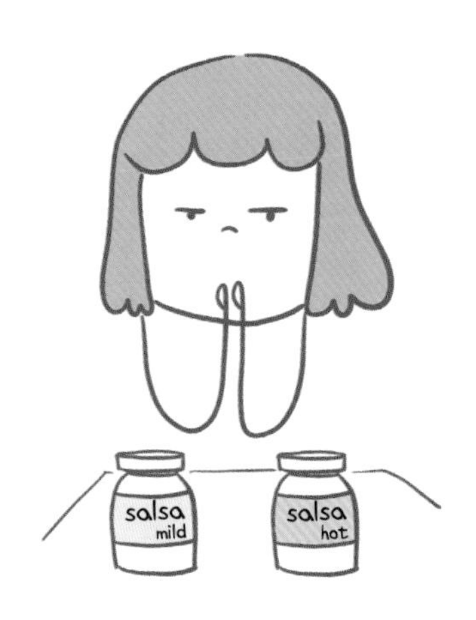


……或者衝動買下

不需要的東西

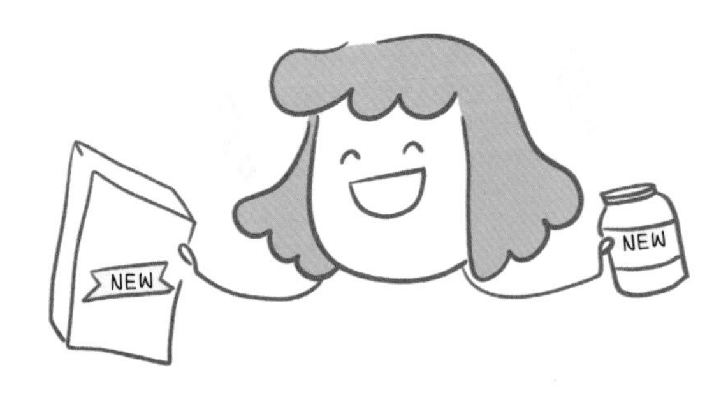

# 我的建議

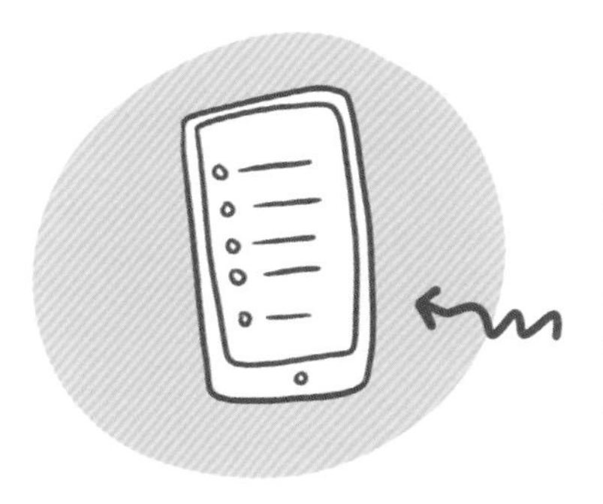

自從我把採購清單改成條列式的檢查表後，效率就好多了。我在手機上建立常用物品清單，每次買東西時都可以用。我會逐次改善這張表，讓它更好用，涵蓋更多細節。

送貨服務是我的救命之星，我以前會因為沒有自己去購物而有罪惡感，但是它能避免我忘記買東西，把家裡打理得更有條理。

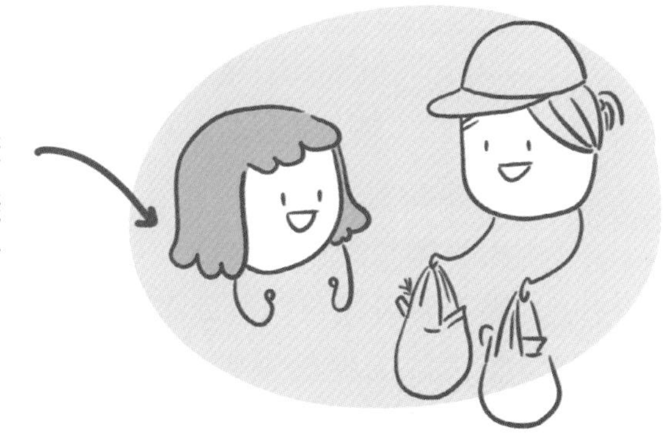

# 興趣

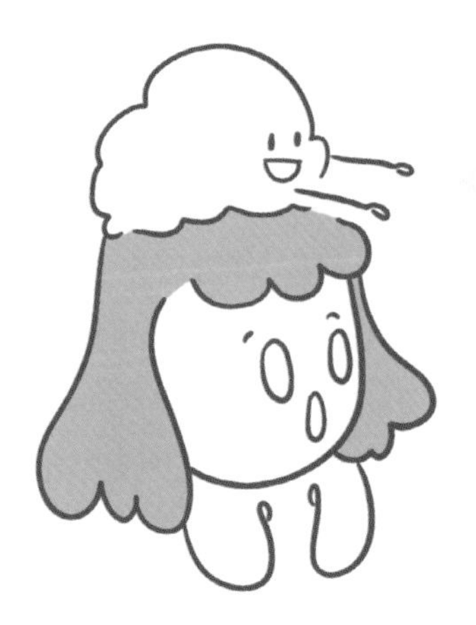


## 我的經驗

我的興趣總是變來變去。偶然在 Youtube 上看到溜直排輪的影片，我會立刻網購一雙，在接下來的兩個禮拜每天溜，然後就束之高閣。成長過程中，我經常覺得自己這麼沒有「恆心」很不好，現在我更能接受，因為我知道在有 ADHD 的人當中很常見。

這是為何許多有ADHD的人
經常表示他們正在嘗試新的興趣

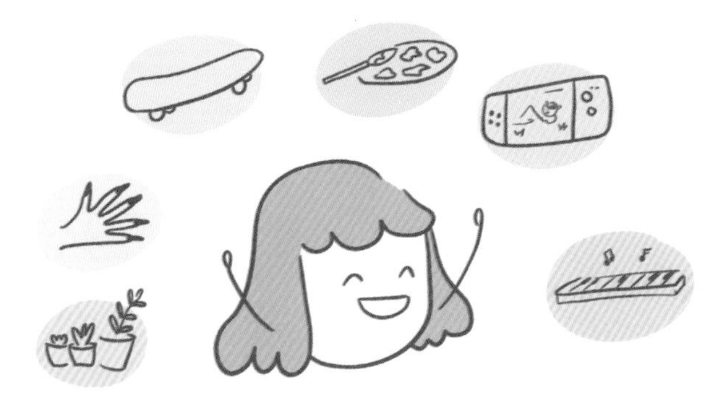

因為我們的大腦容易感到無聊……
也經常很快失去興趣

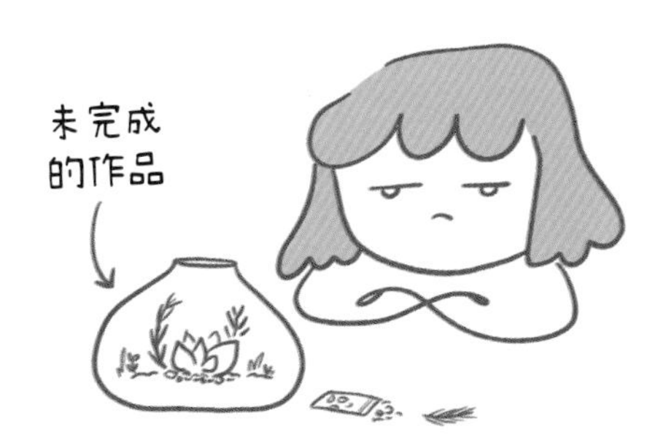

其他人經常

誤解這種行為

怎麼放棄畫畫了？
你這麼有天分……

被誤解帶來羞愧感

為什麼做什麼
都半途而廢？

但也因為這樣，

有ADHD的人通常擁有

豐富的知識

我會做玻璃
好厲害，
我上過一次玻璃
製作課程

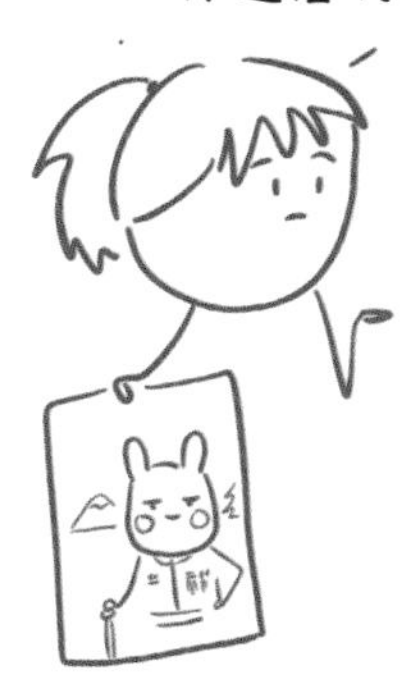

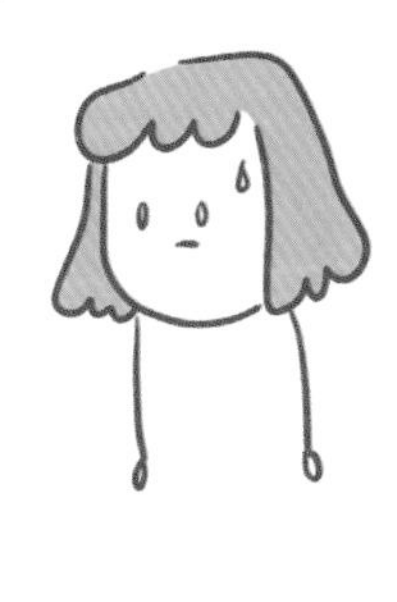

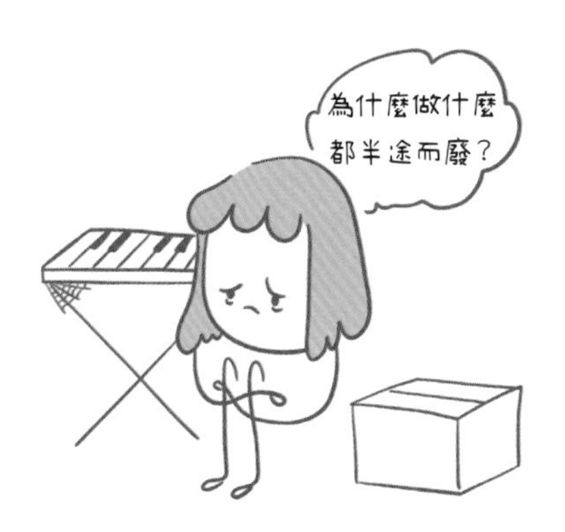

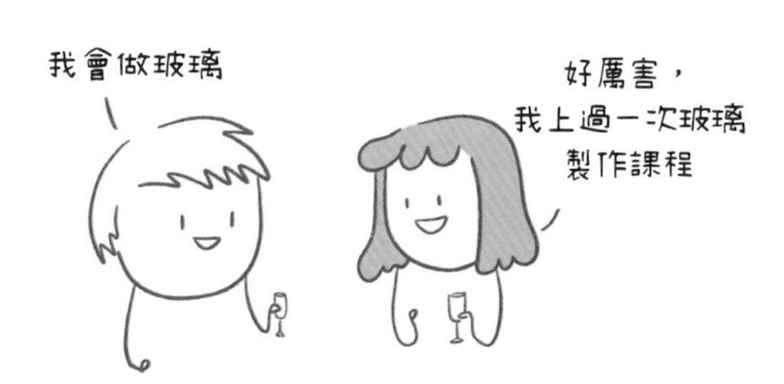

## 我的建議

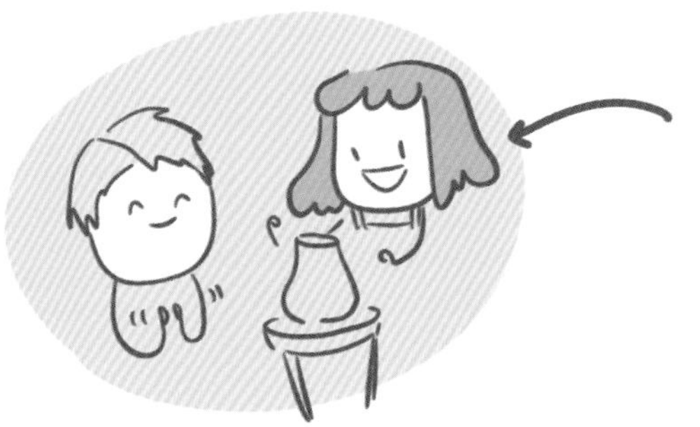

找到新興趣時，我喜歡加入社團或報名課程。這能讓我更有責任感，不會太快放棄。

如果我沒興趣了，我會賣掉或捐出相關用具，這樣我就不會對囤積用不到的東西感到罪惡。

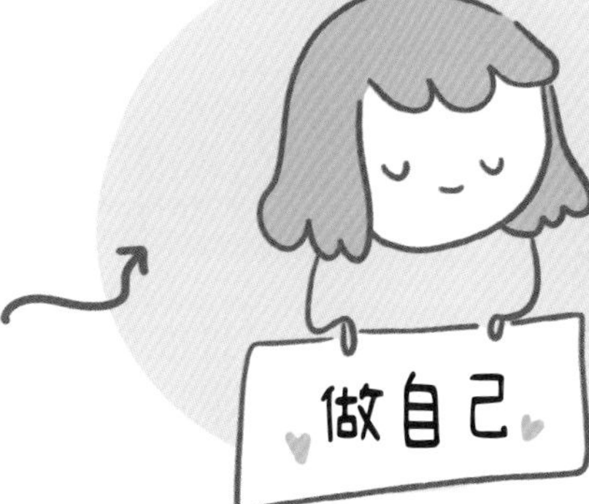

# 運動

我們常聽到運動
對ADHD的大腦很好

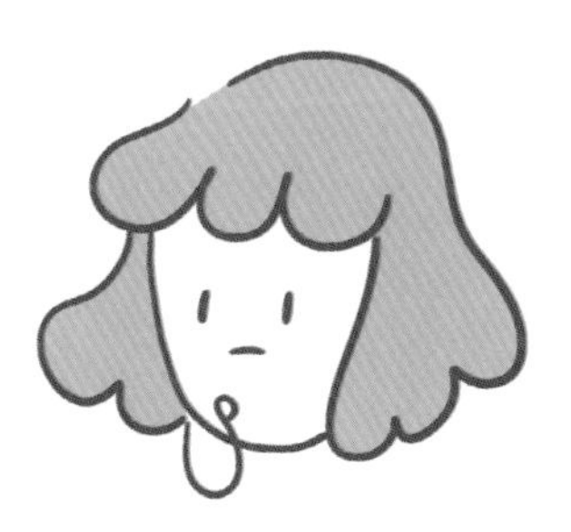

## 我的經驗

對我來說，運動可以很有趣，也可以像酷刑。從事喜歡的運動（例如羽毛球）是很有趣而且可以釋放精力的活動。但是想要堅持讓我覺得無聊的運動習慣（例如慢跑）就根本不可能。

……運動對大腦中的某些化學物質
有正面影響……

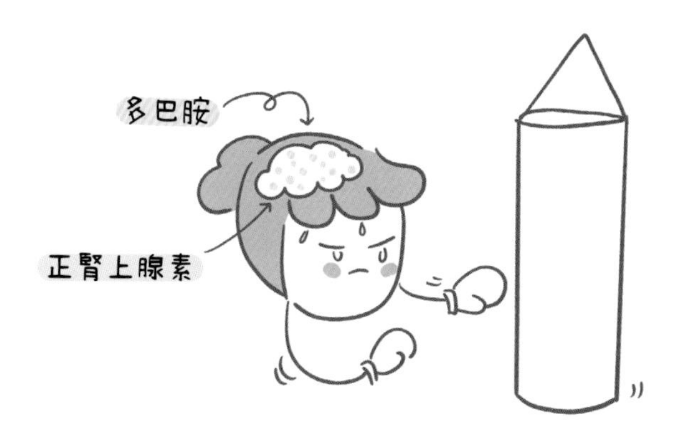


……有些專家認為這些化學物質
就是讓ADHD大腦如此不同的原因之一

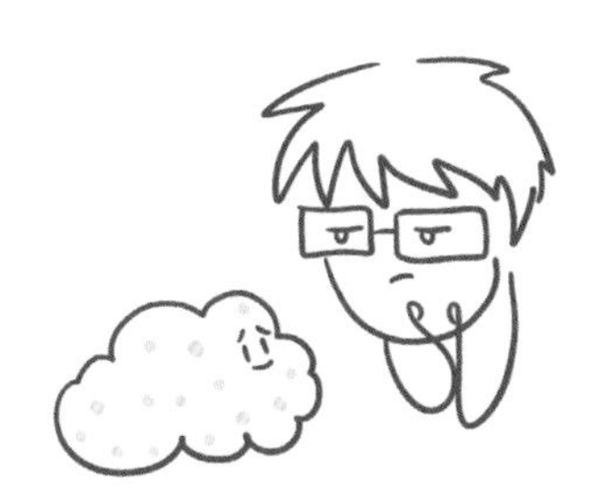

……但是運動對有ADHD的人
來說也是挑戰

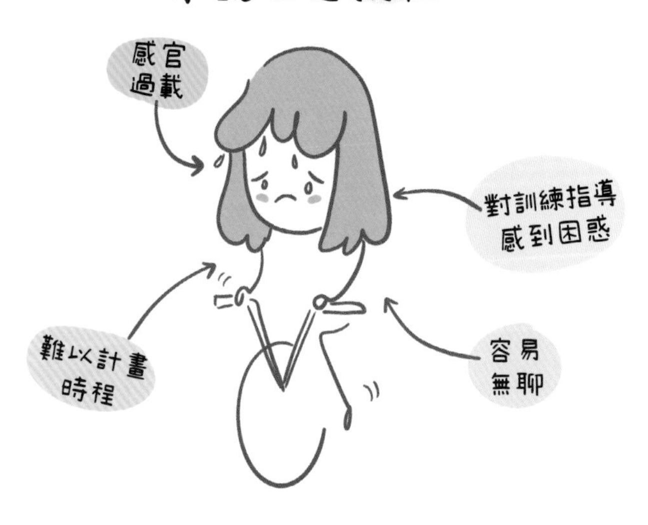


關鍵在於
做你真正喜歡做的事

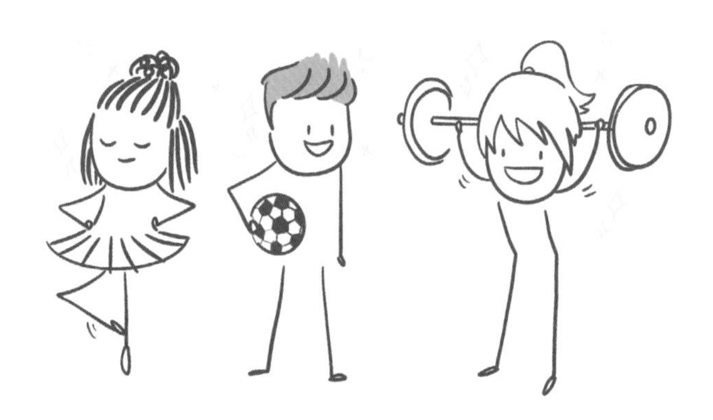

# 我的建議

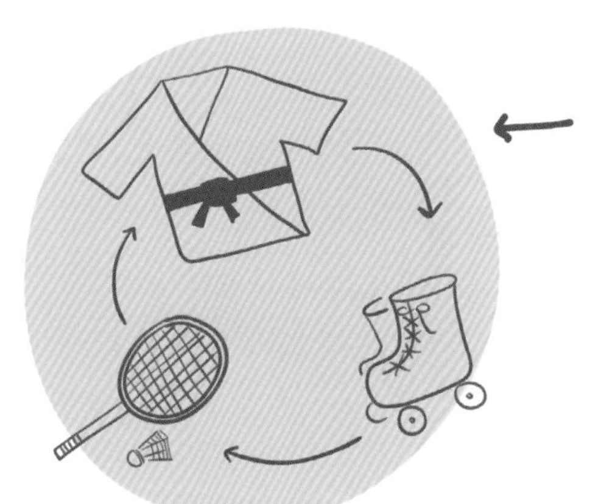

可能需要經常更換運動項目才能保持熱情。當然了，難以專一可能會讓我無法取得柔道黑帶，但是至少我可以嘗試各種運動！

我不會強迫自己做不再喜歡的活動。我喜歡做有趣的事（例如播放當下最喜歡的音樂來跳舞），到頭來我會忘記這也算是一種運動。

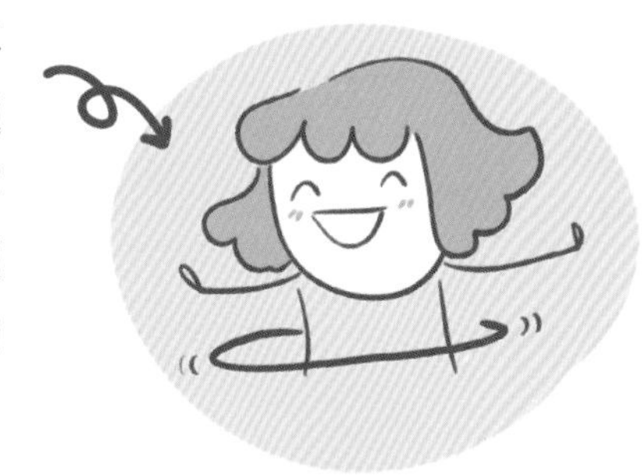

# 整理

許多有ADHD的人
會有點雜亂

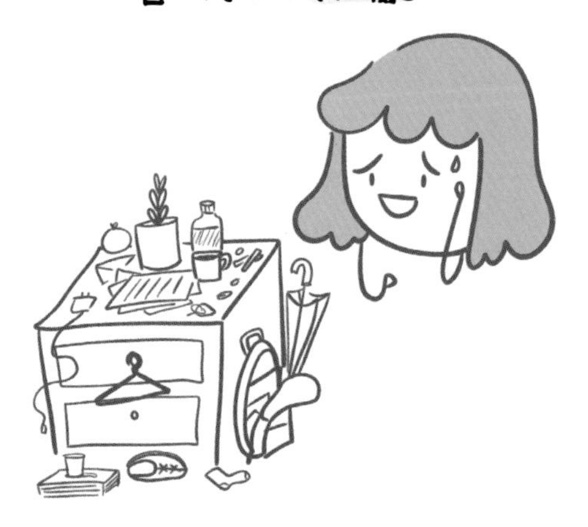

## 我的經驗

保持住處整潔是一大挑戰。一不小心我的家就會陷入混亂。這就是為什麼我常常在收拾丟得亂七八糟的東西。只要我太累或是失去動力（很常發生），就會難以應付四處散落的物品。

家裡很亂，
我們感到羞愧

我在你家附近，
可以去找你嗎？
H&M

整理對ADHD的大腦來說很辛苦，
因為我們難以排出事情的輕重緩急

1
2
3
5
6 (?)
7

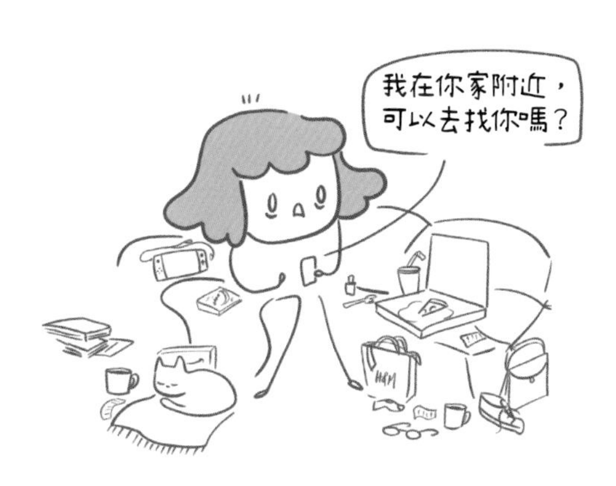

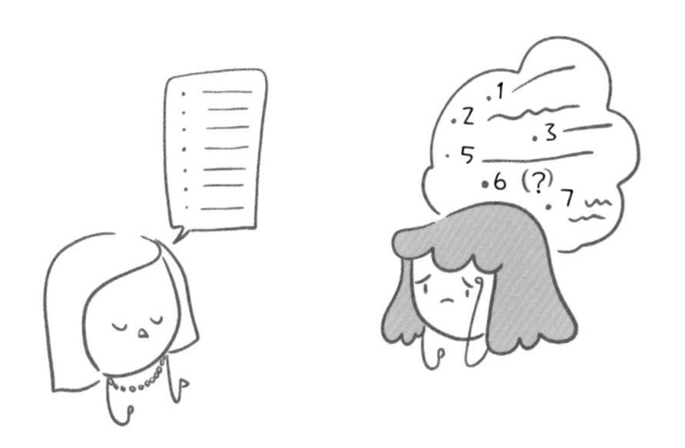

我們很容易
在過程中分心……

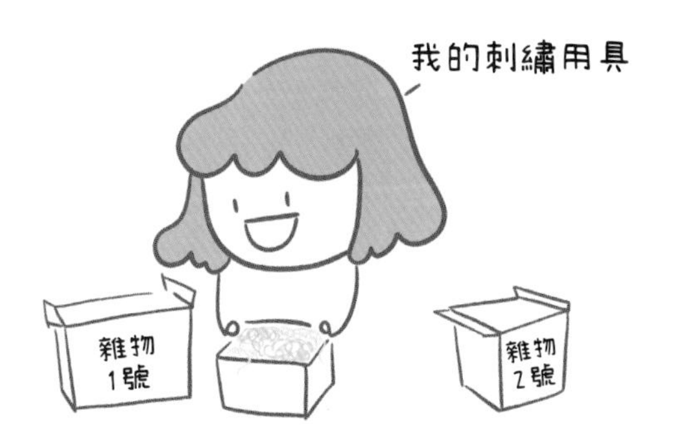


但是生活在雜亂的環境
會讓一些ADHD症狀加劇

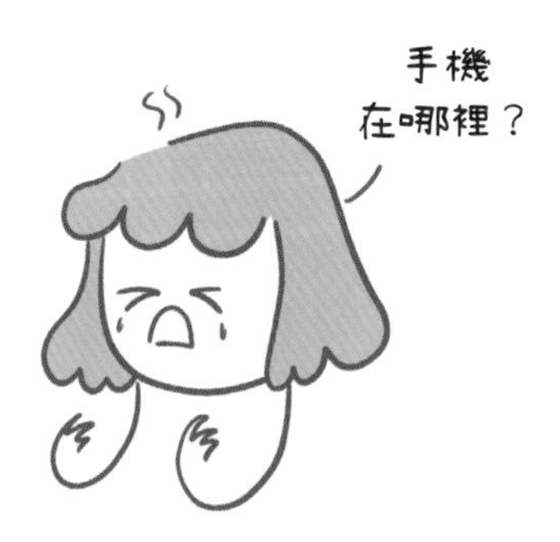

## 我的建議

不要買太多東西，避免讓環境太過擁擠是最好的控制方法。

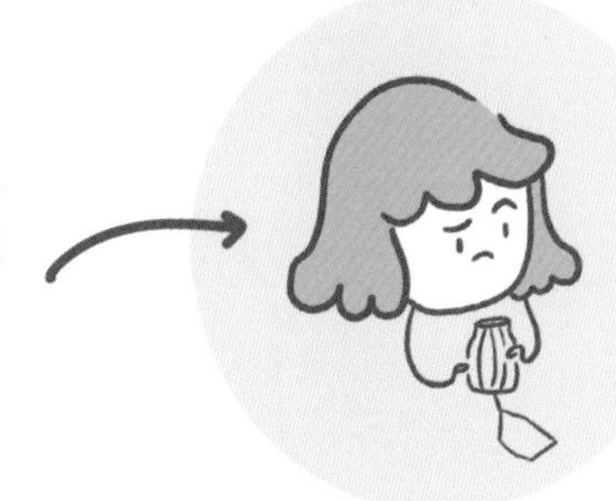

每天至少花 10 分鐘整理房子。

要來我家玩嗎？

經常邀人來我家，這樣會更有動機打掃家裡。

# 約會

ADHD會影響社交層面，
包括約會……

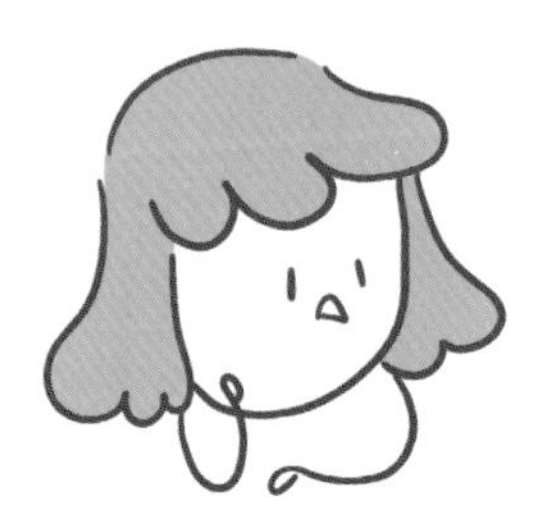

## 我的經驗

約會對我來說很費神。我知道這對每個人來說都不容易，但是對 ADHD 大腦來說，完全是不同等級的問題。有些症狀讓我特別難在壓力環境下控制自己，例如走神或是打斷他人。約會時我要不是感覺「過了頭」，就是覺得無聊。

……即使很喜歡某個人，ADHD大腦仍會讓我們在對話中走神……

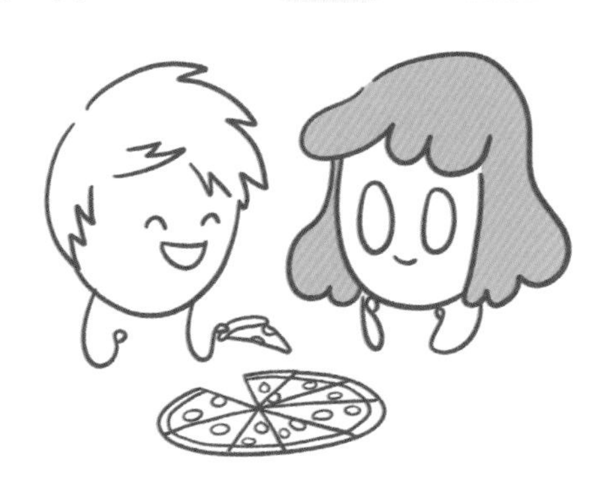

……我們會容易分心……

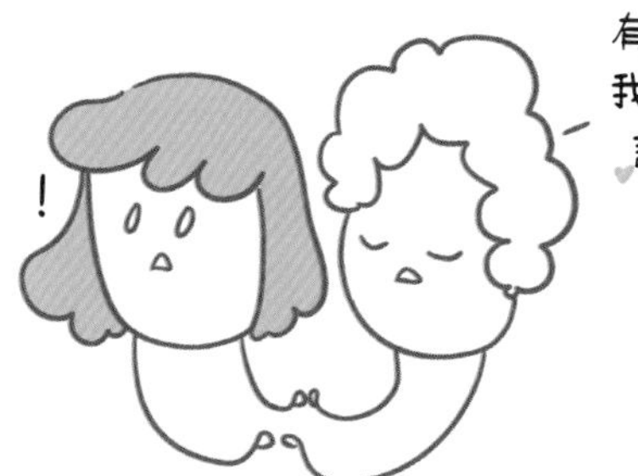


……我們會對某個人很快陷入愛河……

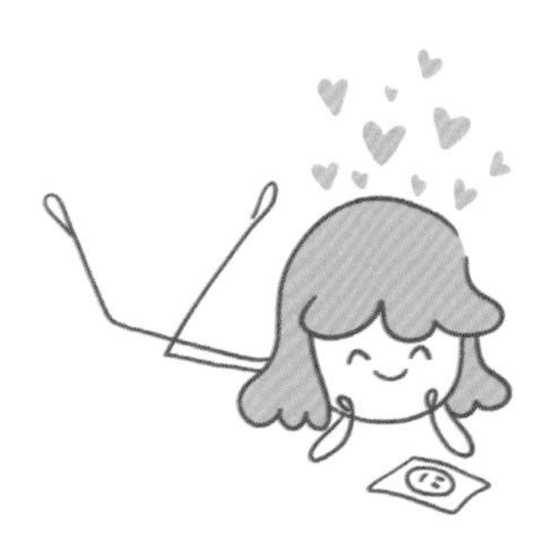

……而且腦中容不下
其他事情

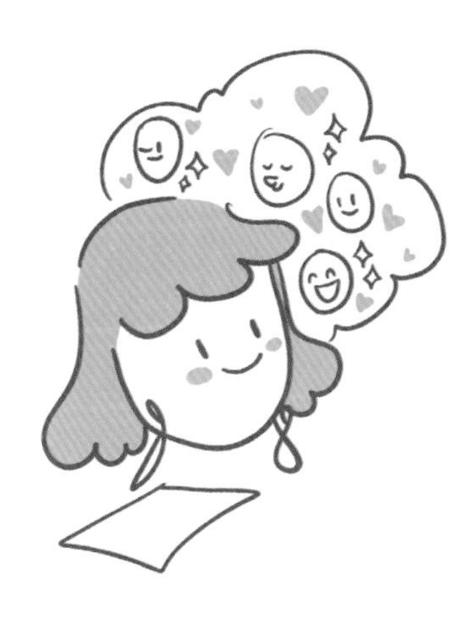

……或者熱情涼掉的速度
跟燃起一樣快……

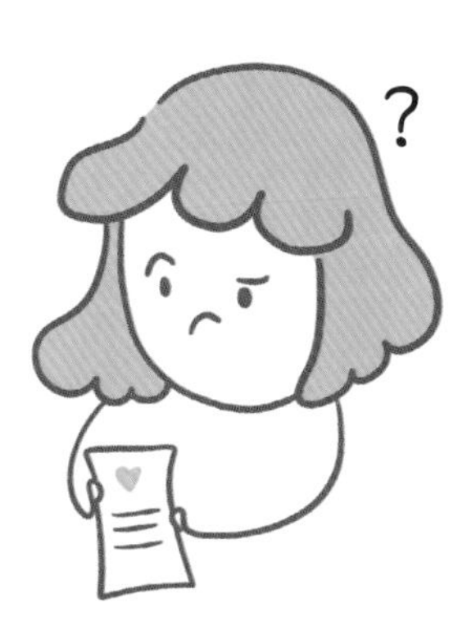

# 我的建議

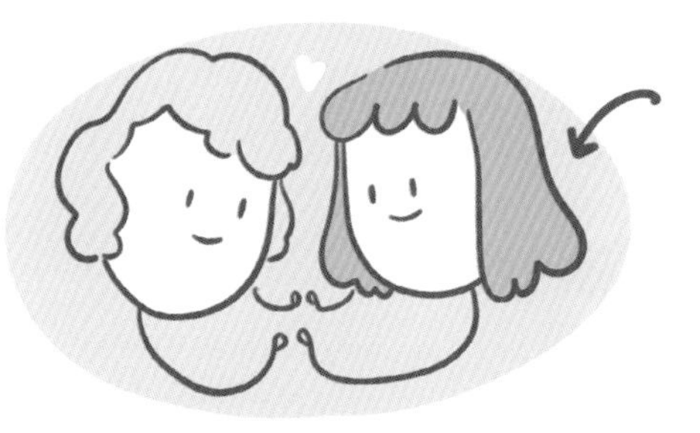

我發現 ADHD 的人也能有美好的感情關係，這樣的例子讓人安慰。即使 ADHD 讓談戀愛變得更困難，但還是有可能的。

低自尊會阻撓我們的約會。藉助治療的力量，好好處理它，之後再開始約會，能幫助我更有自信。

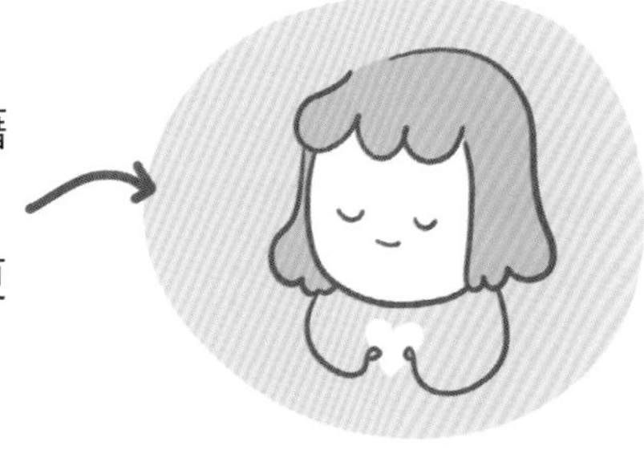

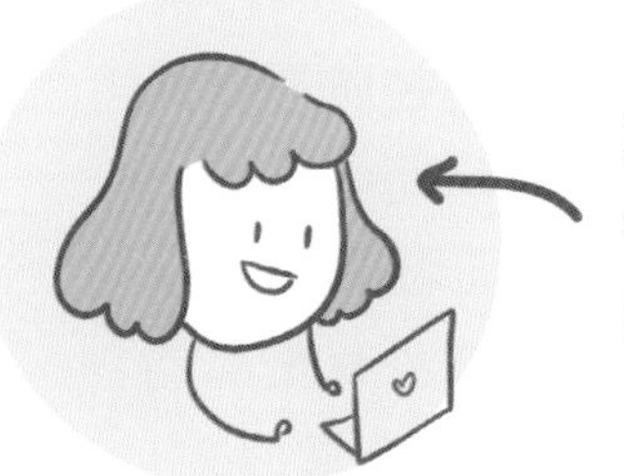

為了不愉快的約會經驗而苦惱時，在網路上與其他人聊聊 ADHD 讓我感覺不那麼孤單。

# 酒精

有 ADHD 的人對於酒精
有複雜的情結……

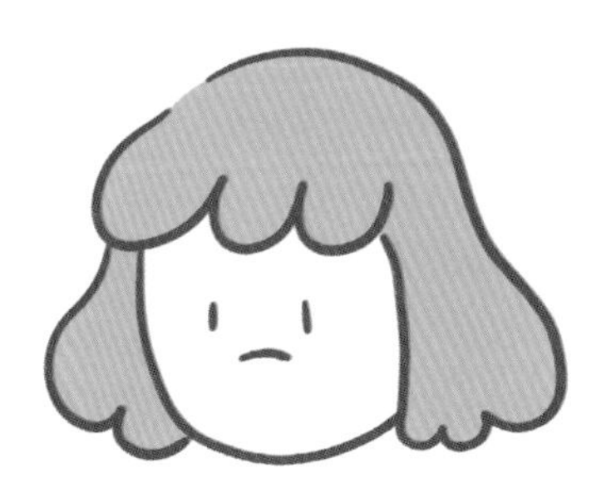

## 我的經驗

我很害羞，社交也很笨拙，因此習慣在與朋友見面或認識新朋友時喝一點酒。原本一切都還好，直到生活壓力變大，為了安定精神，我開始每晚喝酒。知道有 ADHD 以後，我瞭解到我有更高的成癮機率，我現在很注意自己的酒精攝取量。

他們有時候會苦於
社交焦慮症……

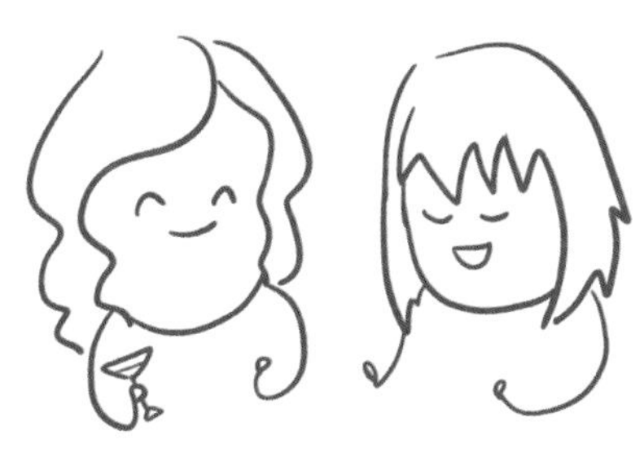

……有ADHD的人
會在社交場合喝更多酒

因為衝動症狀，過多酒精
會造成非常嚴重的後果

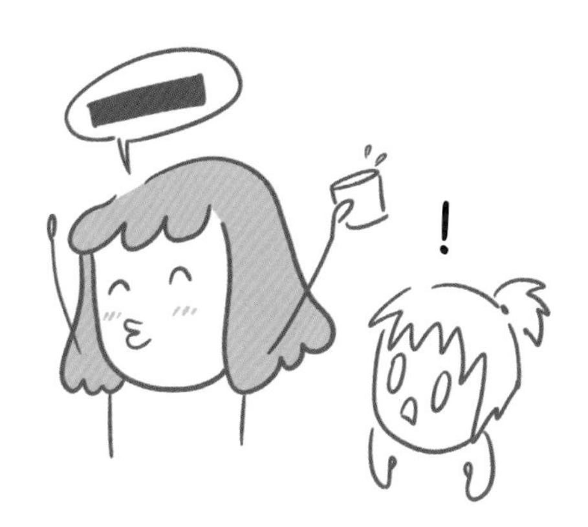


許多有ADHD的人
也會受低自尊及憂鬱
所苦……

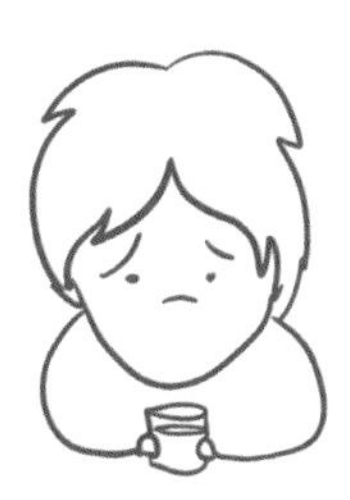

……酒精就像是
負面情緒的解藥

我們必須留意到ADHD
會讓這些風險提高……

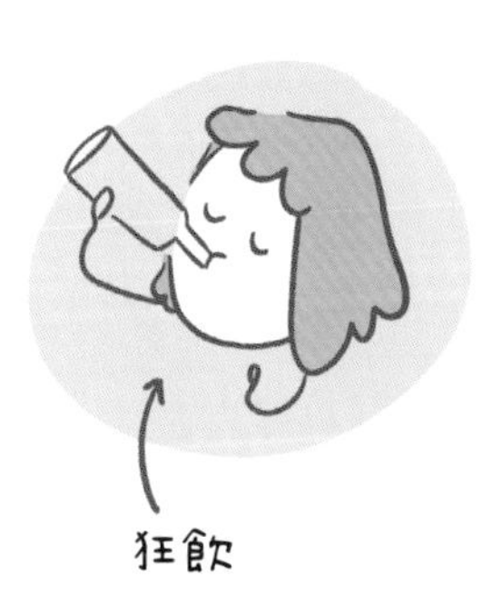


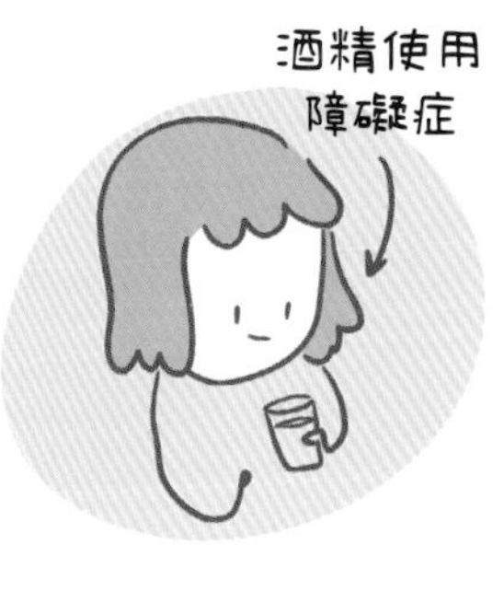


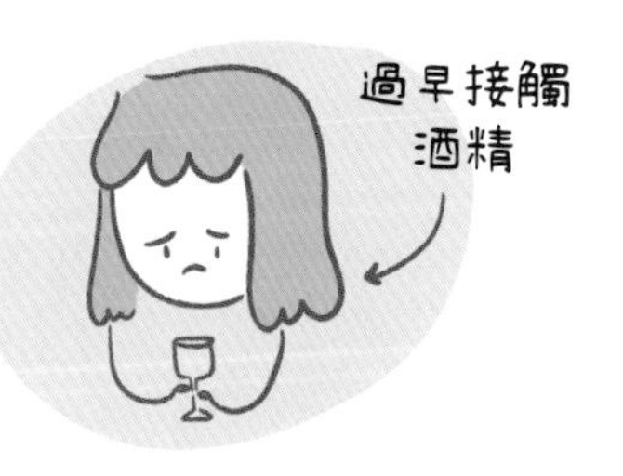


如果你利用酒精
減輕焦慮或排解無聊：

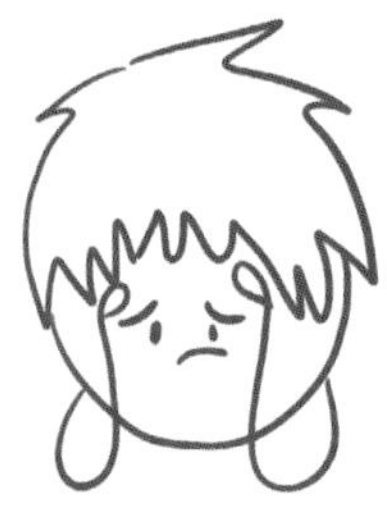

不用羞愧。許多人
會把酒精當成自我藥療
（self-medication），或是
應對機制（coping mechanism）

試著去
理解為何喝酒

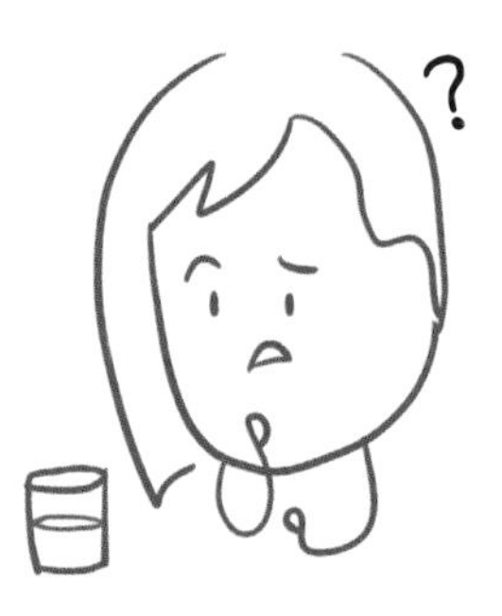


如果你可以找出模式，
會更容易找到解方。

## 我的建議

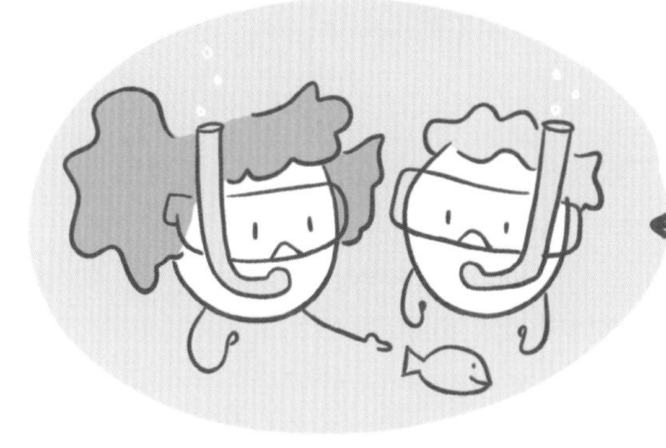

為了避免在社交場合用酒精壯膽，我會跟朋友約一些不可能喝酒的地方（例如運動或是參觀博物館）。

療程能幫助我瞭解我的觸發點，並養成更健康的應對機制。認知行為療法對我最有效。

HELP!

# 做晚餐

ADHD的大腦

經常有執行困難

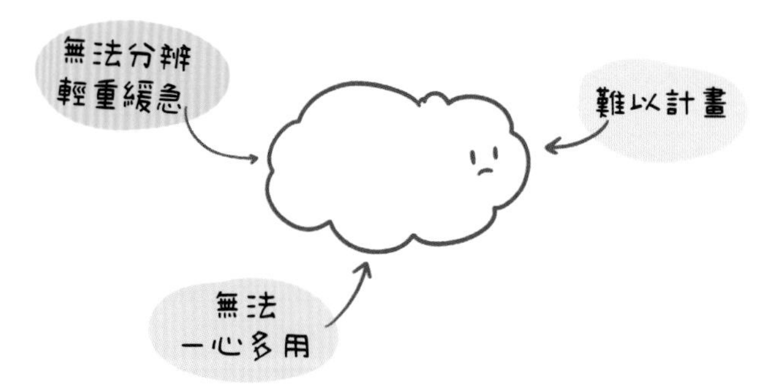


## 我的經驗

我很喜歡烹飪，但是有 ADHD 的情況下要煮飯很有挑戰。我有好幾次忘了關爐子而差點把廚房燒掉，次數多到數不清。從頭開始煮一道菜對我來說並不難，但是跟著食譜做菜，例如烤蛋糕，就幾乎不可能。

這會對日常生活
造成影響……

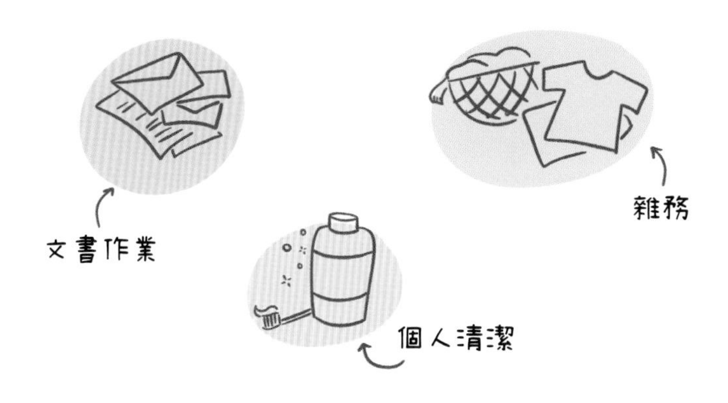


包括煮晚餐
這種小事

動手吧

難以照著
食譜進行……

「……現在
把奶油加進
平底鍋……」
等等，哪來
的奶油？!

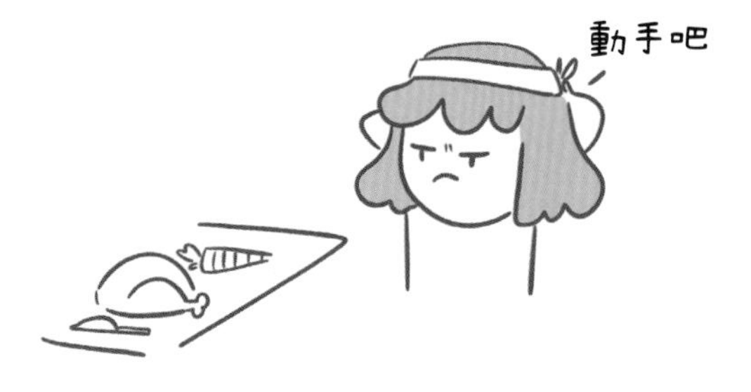

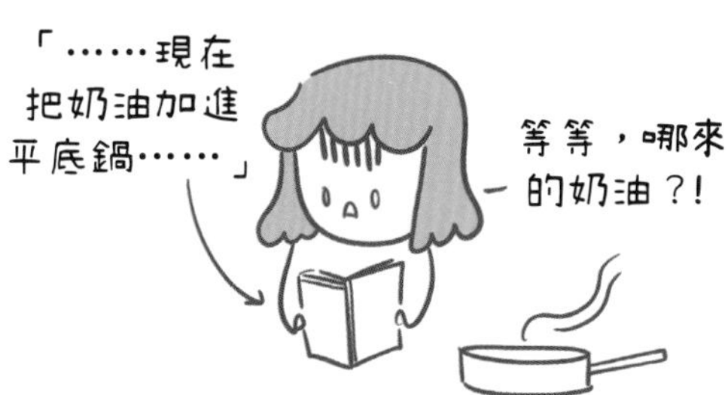

難以同時
處理很多事

嗶
嗶

難以專注在
正確的事情上……

哈哈哈，
抖音上的貓咪
影片好好笑
……
燒焦中

只要一點練習和聰明
的方法便能幫助
ADHD大腦成為大廚！

上桌了
好香！

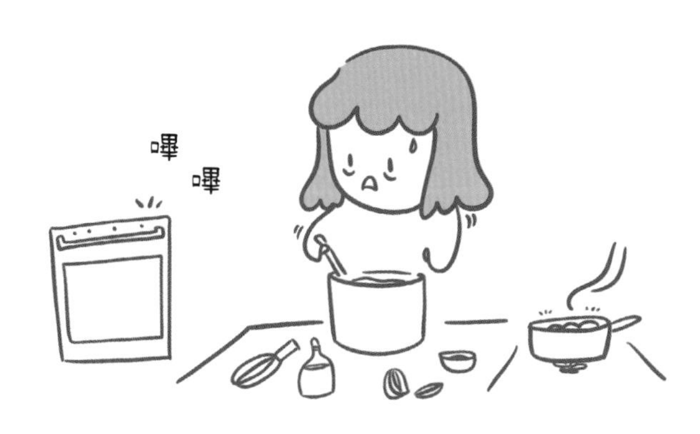

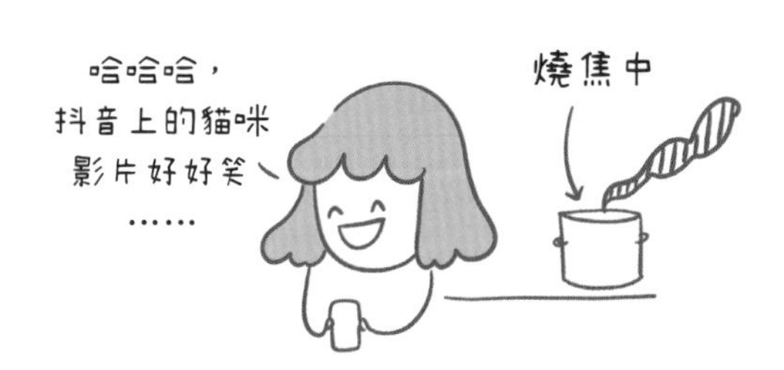

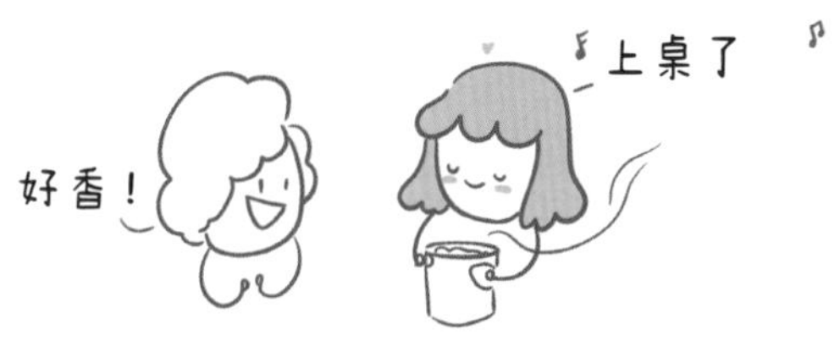

## 我的建議

我會參加線上課程學習基本烹飪技巧，這讓我有自信，不用跟著複雜的步驟就能做出好吃的菜餚。

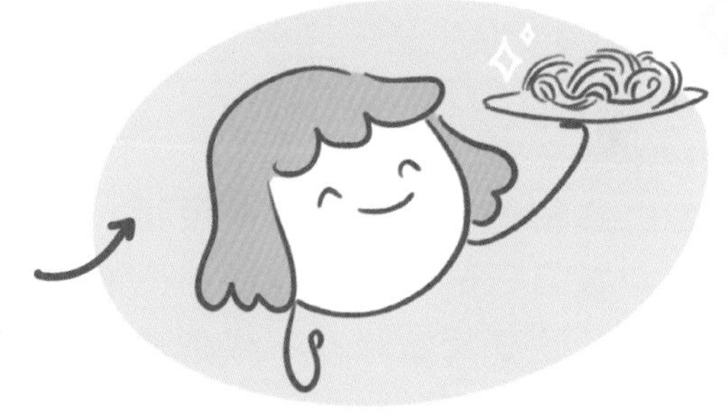

心情對的時候我會花時間煮菜，沒有的話就以方便為主。把烹飪當成興趣，而不是家務，讓我越來越樂在其中。

# 大吃大喝

你知道嗜食症（binge eating disorder）

是美國最常見的飲食障礙症嗎？

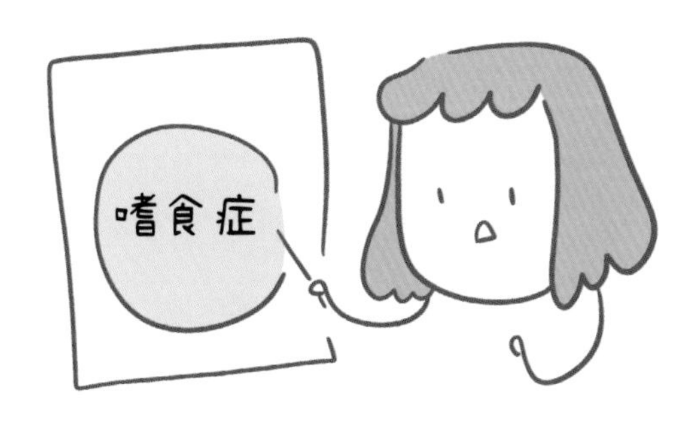


## 我的經驗

食物是我一天過得不順利，覺得缺乏多巴胺時犒賞自己最簡單的方法。不管是櫃子裡的療癒美食（吃麥片當晚餐）或是速食外送，我總是用食物作為一天的結束。但是在漫長的一天過後，以衝動飲食來療癒自己可能不是好習慣。

根據國家飲食障礙症協會，
嗜食症的特徵為：

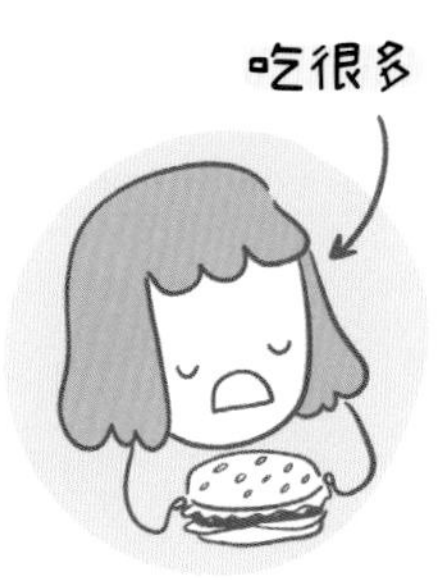


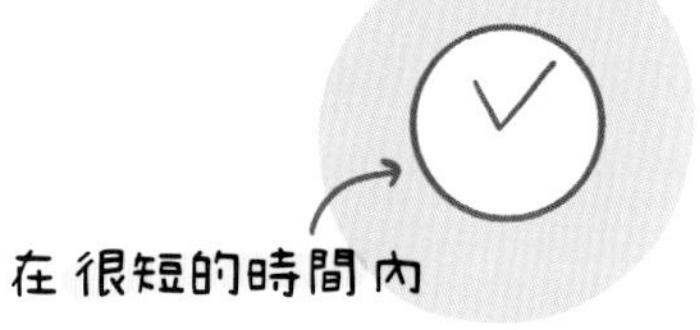

嗜食的人
常會感覺自己
無法控制食量

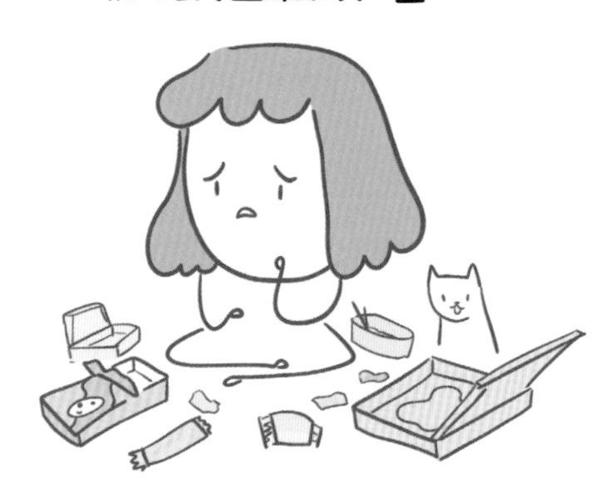

有ADHD的人罹患飲食
失調症的風險更高，包括暴食
(bulimia nervosa)、厭食(anorexia
nervosa)以及嗜食

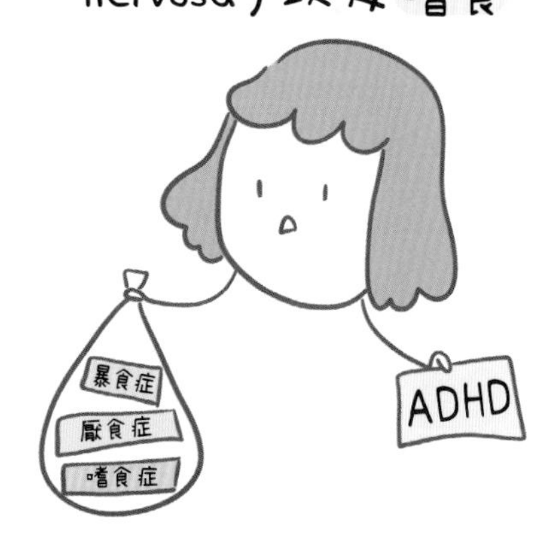

杜克大學的研究者預估，
患有嗜食症的成人中，
有30%有ADHD

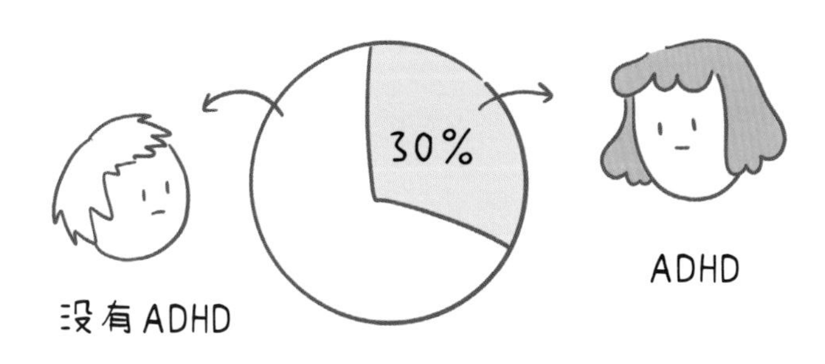


一項研究發現有ADHD的人
會有嗜食的困擾，這是因為
大腦中酬賞系統的反應更強烈

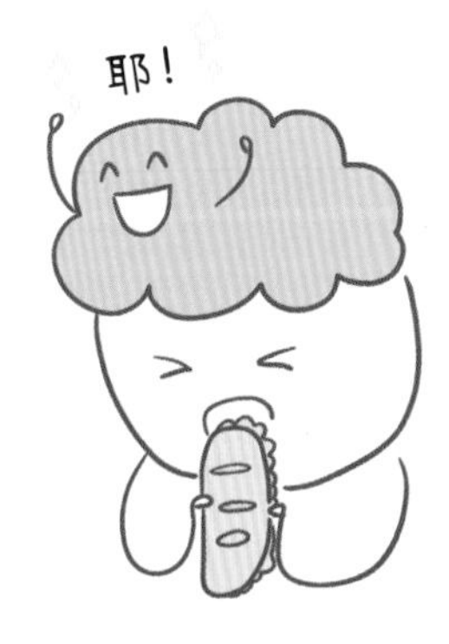

# 我的建議

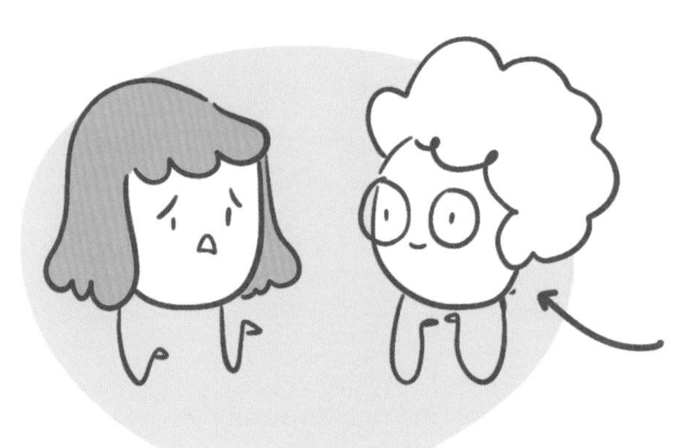

當我感覺越來越難抗拒這個習慣時，我會尋求治療師的幫助。我們會一起找出更好的應對機制（例如某種興趣），來處理一天結束時多巴胺低落的問題。

確診 ADHD 幫助我更加瞭解自己與食物的關係，現在我能夠同理自己，減少罪惡感。

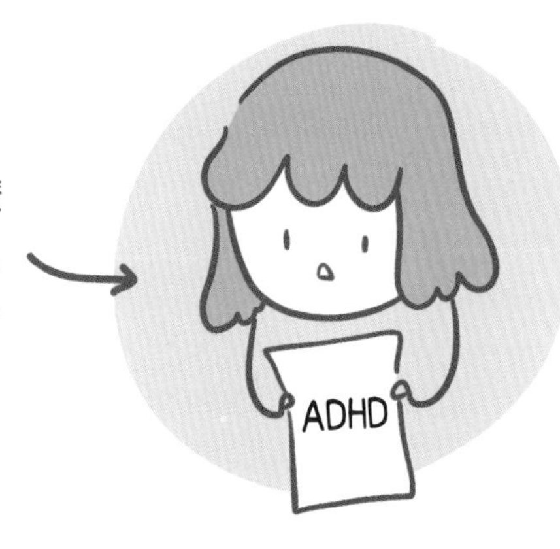

# 電玩

你知道有ADHD的人
會特別受到電玩吸引嗎？

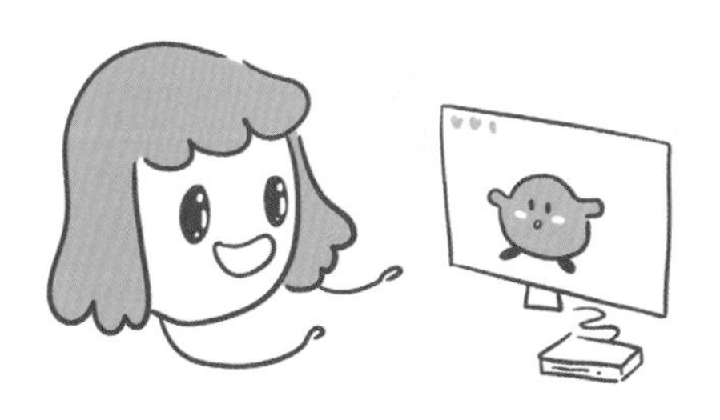

## 我的經驗

我一直都很喜歡電玩。青少年時期會花好幾天在《模擬市民》（Sims）裡蓋房子，我對這個遊戲很著迷。確診 ADHD 之後，我瞭解到我是進入了過度專注的狀態！如今我還是很常對電玩著迷，玩到忘記喝水和上廁所！

藉由身體的小動作
幫助我們調節肢體過動……

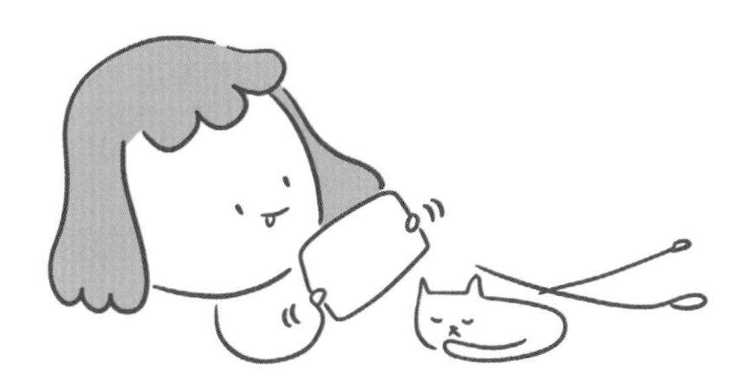

透過專注在刺激的事物上，
讓思緒冷靜下來

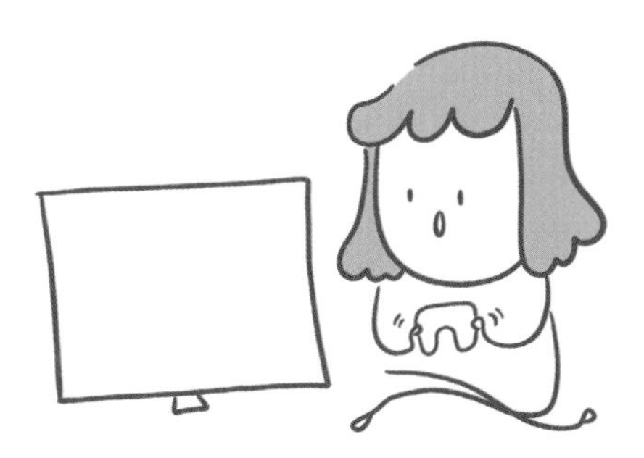

玩遊戲時，我們不會因為犯錯
受到批評……

你失敗了
現實人生
再試一次！
電玩

而且可以交到
有共同興趣的朋友

重要的是：不，
電玩不會造成 ADHD

都是電玩
的關係
拜託
哦……

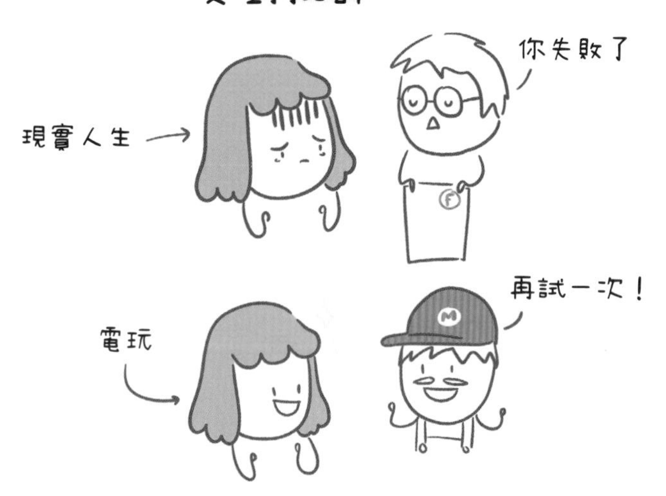

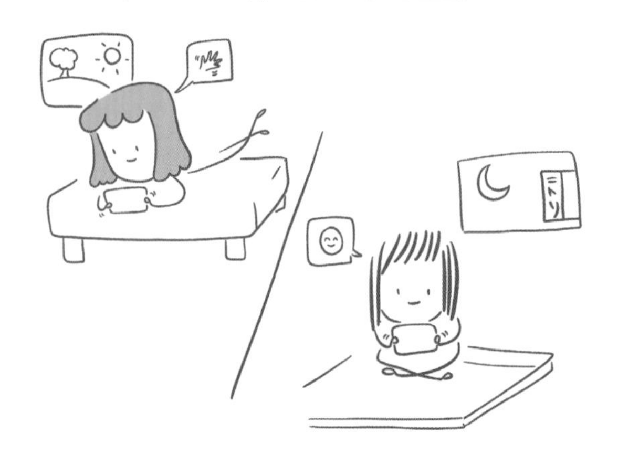

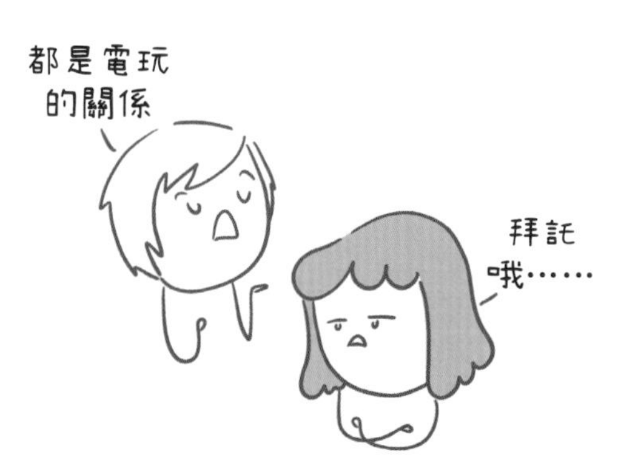

# 我的建議

在人生某些待業的時間點，我會過度沉迷於電玩。我猜這是因為它是最讓我興奮的事，所以深陷其中。身為有 ADHD 的人，我們應該要對可能會成癮的活動有所警覺。

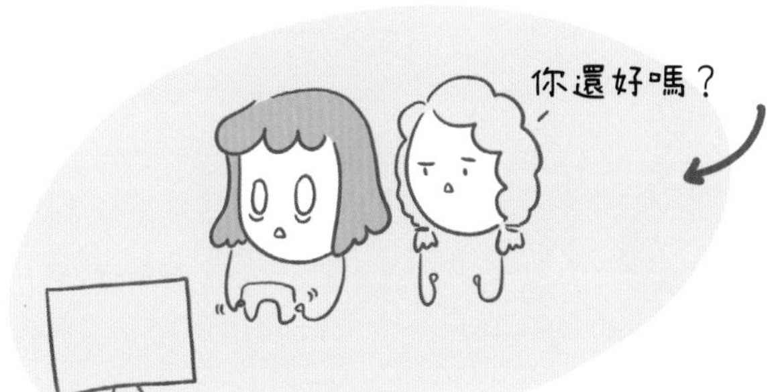


如今我還是喜歡打電玩（有時晚上會玩好幾個小時），但是我會敦促自己去做其他事情，比如出門散步，呼吸新鮮空氣。

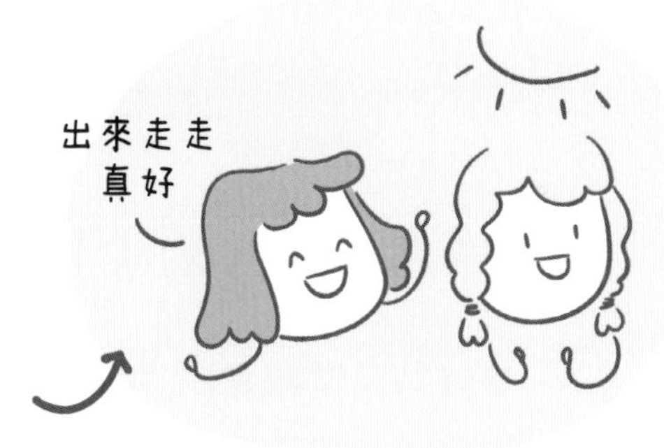

# 看電影

## 看電影跟其他事情一樣，需要很多注意力

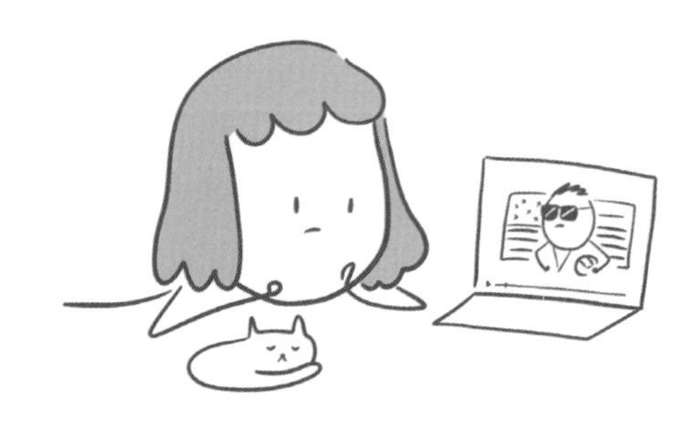

## 我的經驗

對電影迷來說，ADHD 會造成一些困擾。如果電影或電視情節不夠刺激，即使我很喜歡，也會很快恍神。當我看到覺得眼熟的演員，我會忍不住分心去查他們的名字、從影經歷和維基百科。接下來吃個點心是一定要的。我的 ADHD 大腦會把觀影體驗拉得很漫長。

如果不夠刺激，ADHD的大腦
很難專心看完一部電影

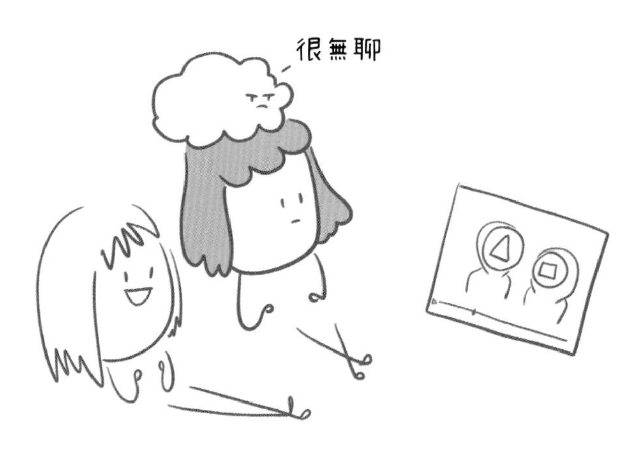


這種時候，你可能會……

一直按暫停，查電影的
相關資訊

……動來動去，
一直換姿勢……

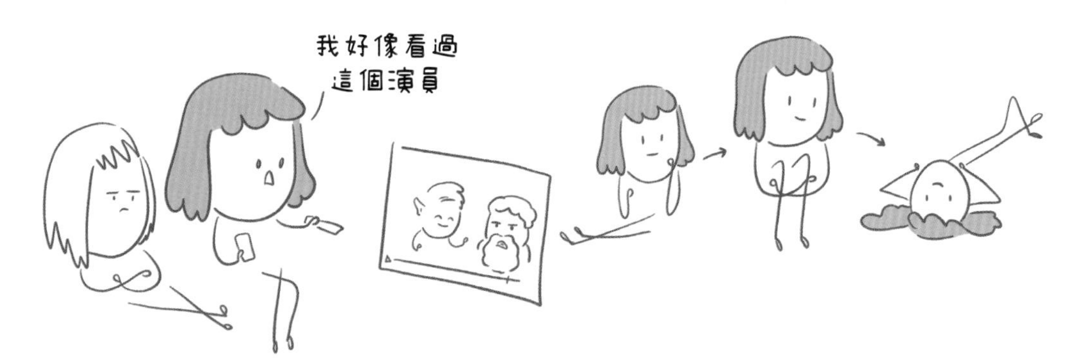

……透過無意識地吃東西

來代償刺激不足……

dracarys 1

或是恍神，錯過大半劇情

他們根本一直都在地下室
真是大反轉！
對……
我也覺得！

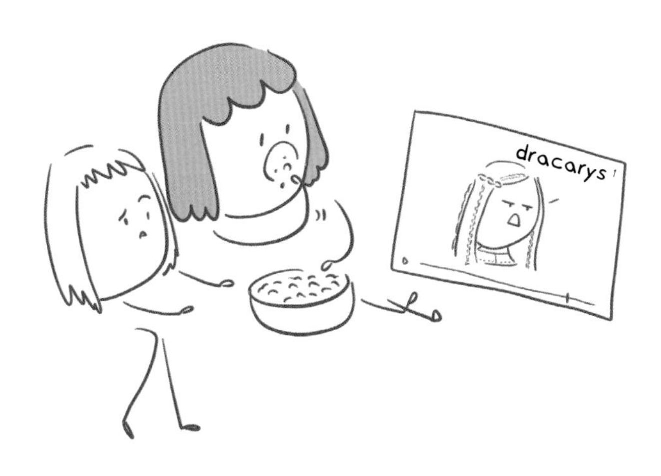

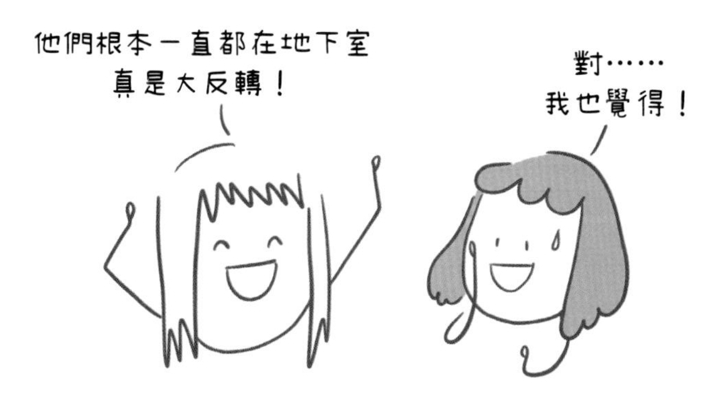

1 影集《冰與火之歌》中用來指揮龍吐龍焰的用語。

## 我的建議

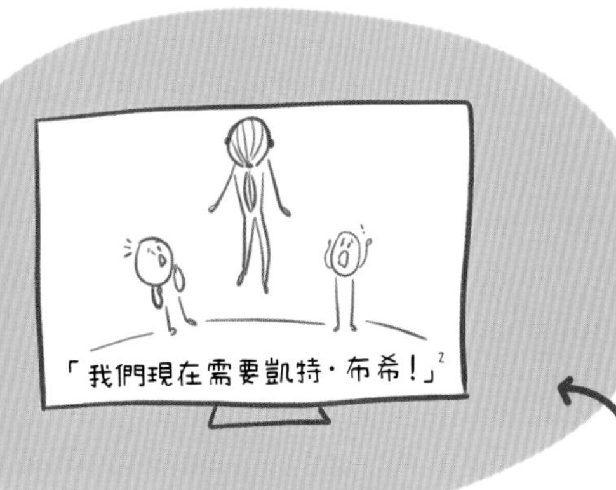


我經常打開字幕，以幫助我更專注在對話上。使用這個技巧讓我更少走神。

有時候，我需要分幾次把節目或電影看完，因為我難以專心。我不會勉強自己一次看完，反而會想在其他時間好好享受剩餘的部分。

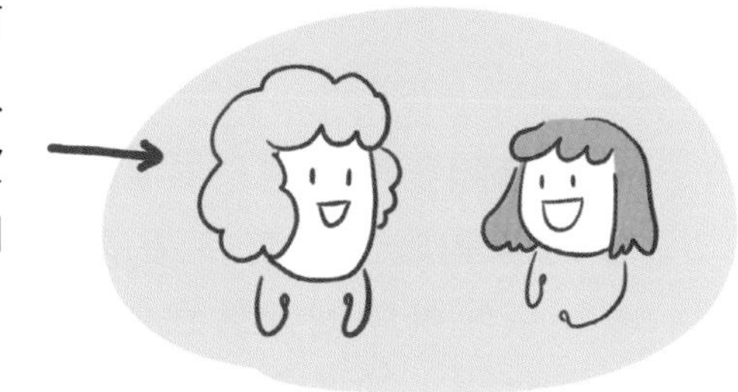

2 此為影集《怪奇物語》中主角受魔王詛咒而騰空飛起的場景，故事中解救主角的方法就是播放歌手凱特・布希（Kate Bush）的〈Running Up That Hill〉。

# 親密關係

有 ADHD 的人在親密關係裡
會面臨各種問題

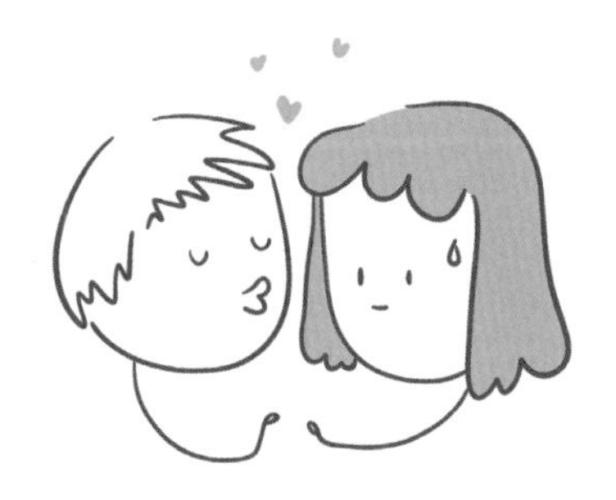

## 我的經驗

當我剛開始懷疑自己有 ADHD，我從沒想過它對生活各個層面會有多深遠的影響，包括親密關係。在特殊時刻容易分心可不好玩，如果你（跟你的伴侶）知道這對 ADHD 的人來說是正常現象的話，會更容易接受。

我們的心很容易
在擁抱時飄走⋯⋯

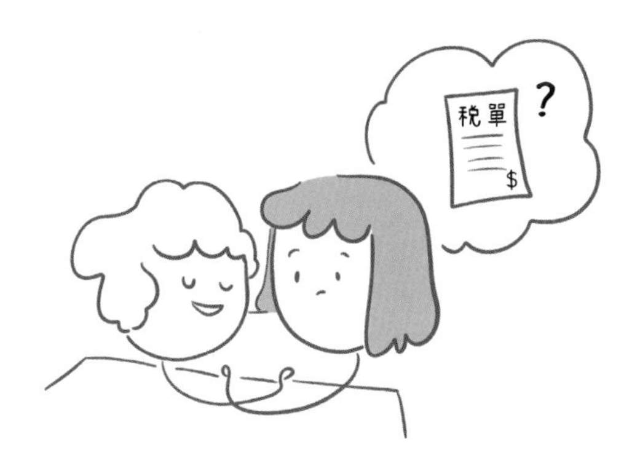


感官過敏
會造成干擾⋯⋯

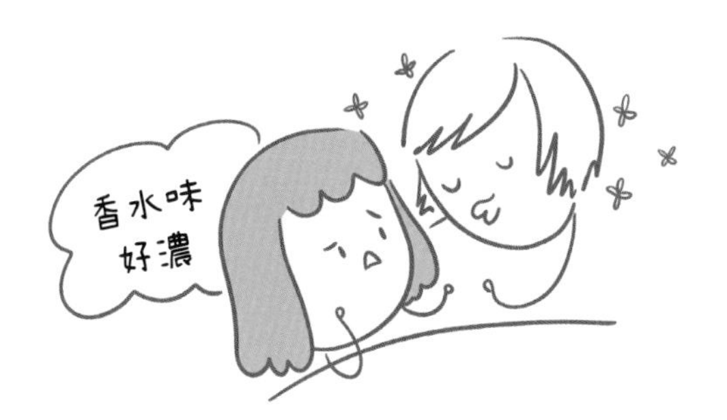


表現得
有點輕率⋯⋯

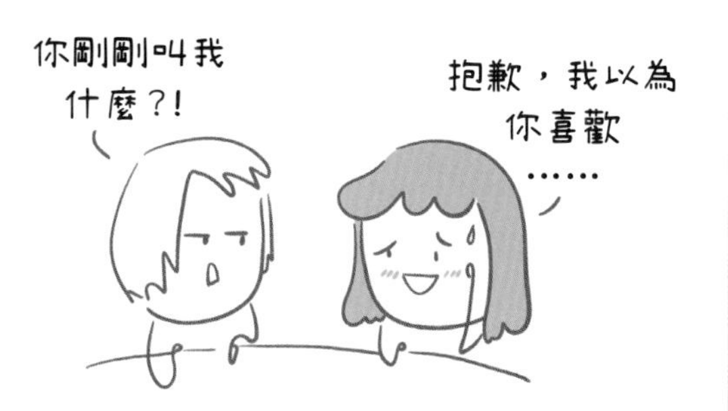

我們會在親密時刻
感到無聊……

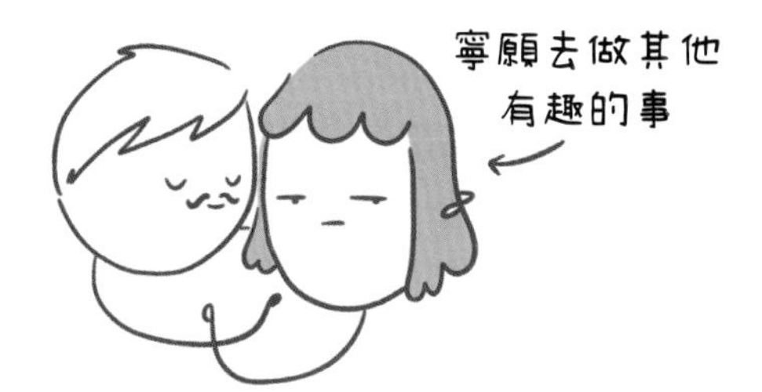


或是對伴侶
不再感興趣

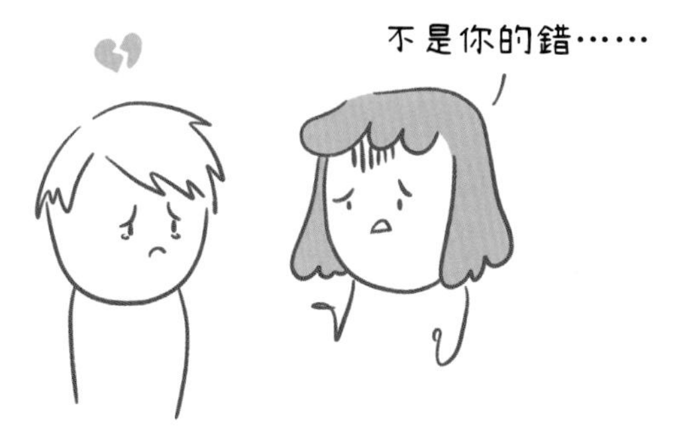


許多有ADHD的人也會有以下問題：

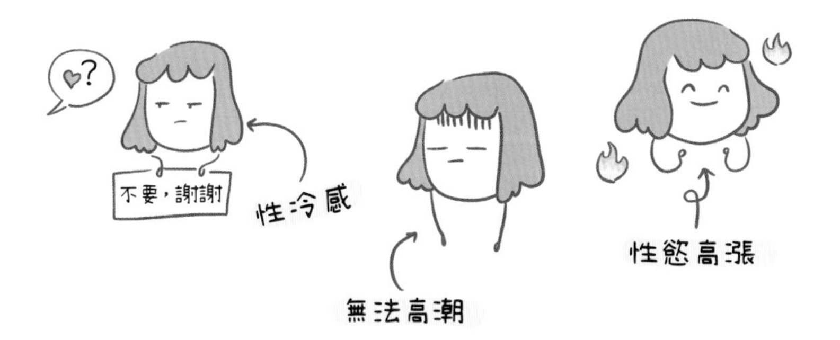

# 我的建議

雖然聽起來不是特別性感，但是我發現安排一段與伴侶共享的特別時光，是讓我不會分心，樂在其中的方法。

因為感官敏感，我也會避免在親密時光有太多分心源，例如濃厚的香味或是大聲的音樂。

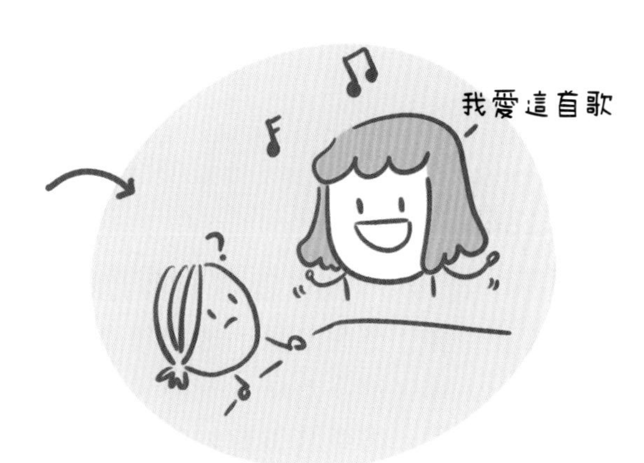

# 上床睡覺

對於有ADHD的人來說，
在「合理」時間就寢很困難……

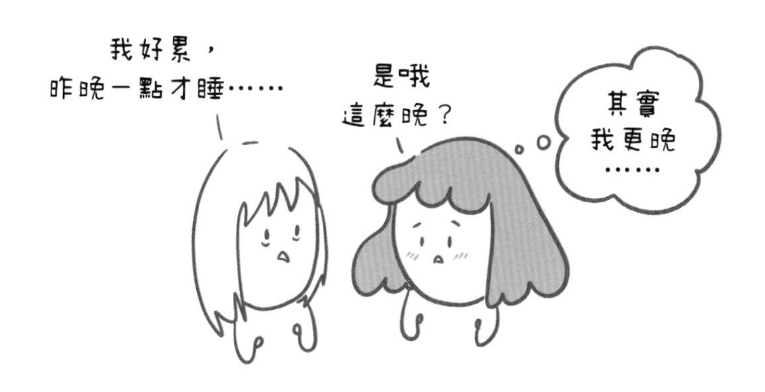


## 我的經驗

小時候我就很難按時上床。我老是覺得能量滿滿，不想睡覺！成年後還是如此，我經常在深夜冒出很多想法，沉浸於創作，一不注意就看日出了。如果我沒有特別的靈感，也會因為瀏覽社群媒體而晚睡。

我們容易沉迷於
有趣的活動……

還很早，來滑個
幾分鐘抖音……
11:02

……而且不知道什麼時候
該停下來……

再一分鐘
就好……
02:30

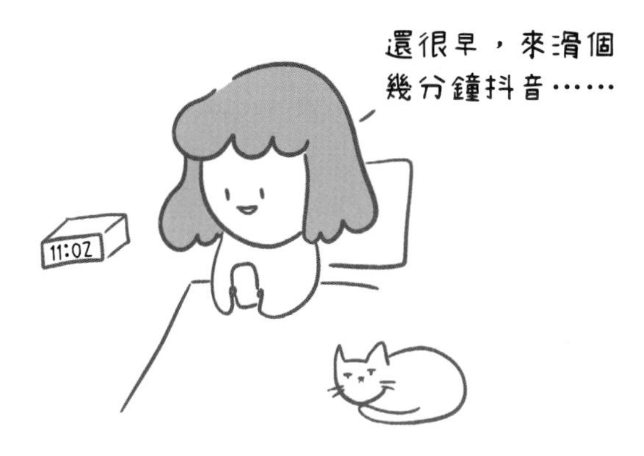

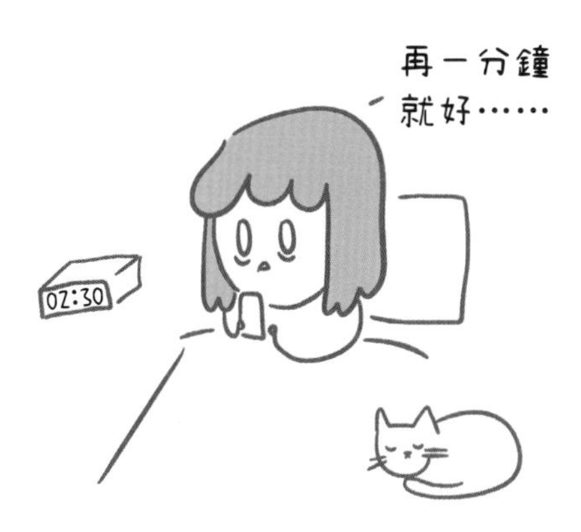

有些有ADHD的人
在晚上有更多能量……

我要睡了
這麼早?!
我精神還很好！

因為思緒停不下來，
有些人會害怕
睡覺時間

身體累了，
但是大腦還醒著
……

……也有人會
因為ADHD的藥物
有睡眠問題

這下可好，一定是
太晚吃藥了
03:00

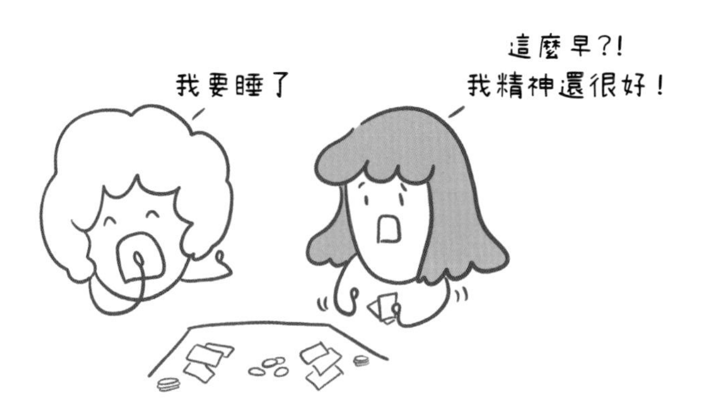

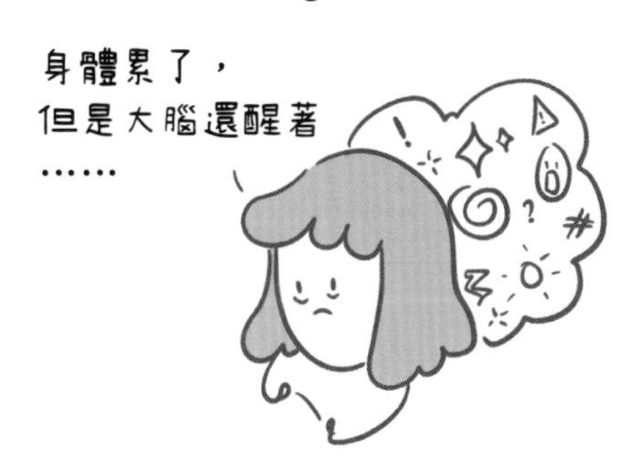

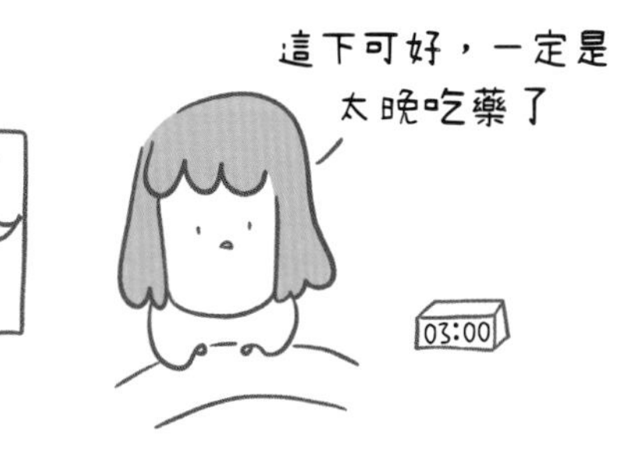

# 我的建議

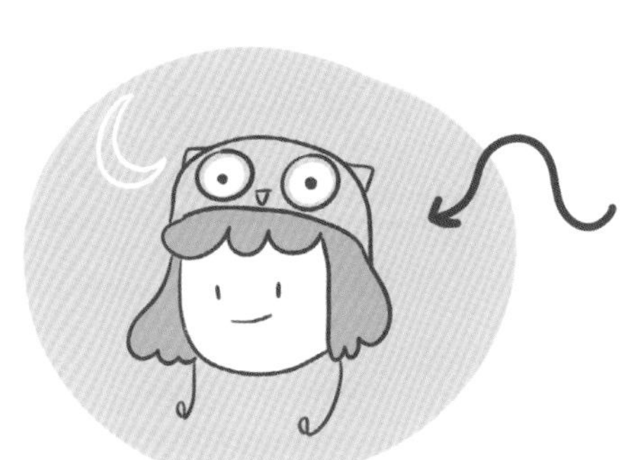

當我感覺有靈感，或是想要通宵做事，我會順其自然，特別是隔天不需要早起時。我喜歡當夜貓子，診斷出 ADHD 幫助我接受這是我的一部分。

遠離科技產品（我知道很難），從事不用螢幕的活動，例如閱讀、寫日記、畫畫，輕度運動也能幫助我在睡前放鬆。

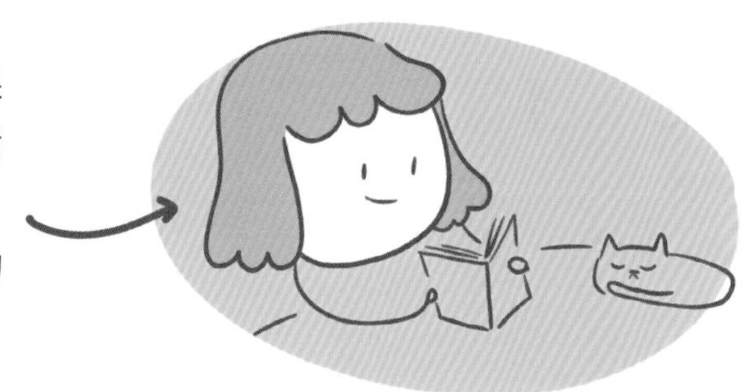

# 第三部

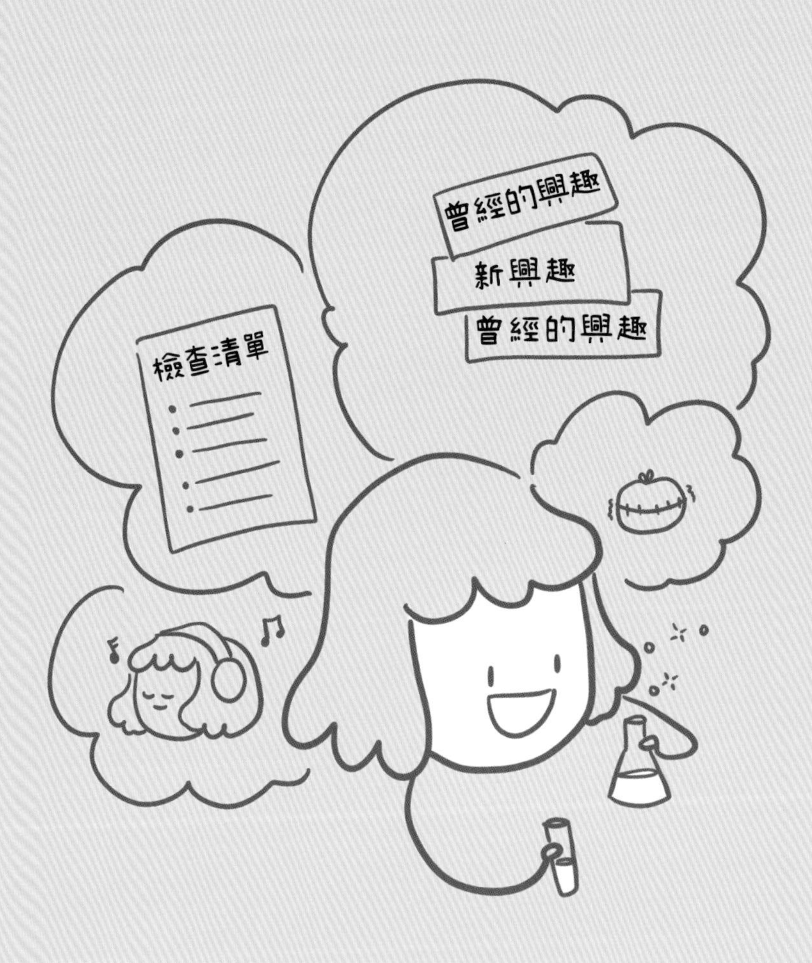

如同我們看到的，ADHD 的日常有很多挑戰。但是我相信運用正確的方式與方法，最終可以把事情做好，享受更平靜的生活。在本書最後一部分，我們會探討一些對我很有幫助的關鍵觀念與祕訣。並非每一項都會對你有效，這也沒關係。嘗試、學習、測試，找出適合你的解決方法，而不是讓你的生活去配合方法。

# ADHD 祕訣

秘訣 1

# 聰明工作，別埋頭苦幹

「努力才有收穫」不適用於 ADHD 的人。應該追求省力，以及更聰明的解決方案。

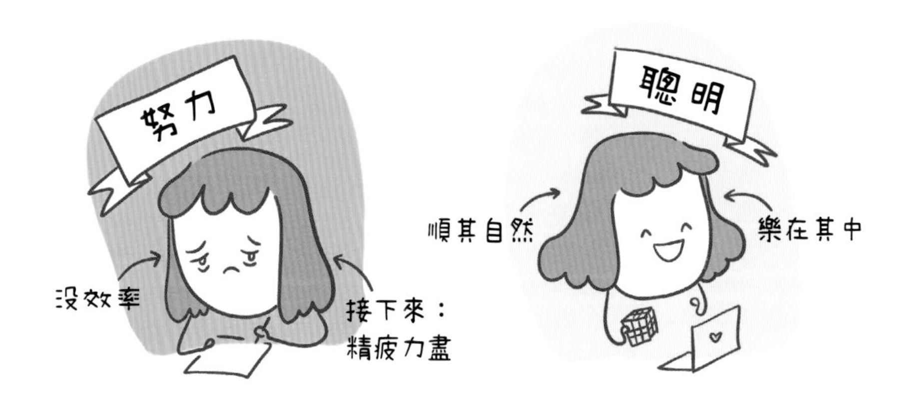


ADHD 的大腦不該「更努力」。有時候，花太多力氣代表你沒有以正確的方式使用大腦。你應該嘗試用更聰明的方式，而非更努力工作來達到目標。這種心態能夠幫助你對自己寬容，讓自己舒服，也更能針對問題找到有創意的解決方案。

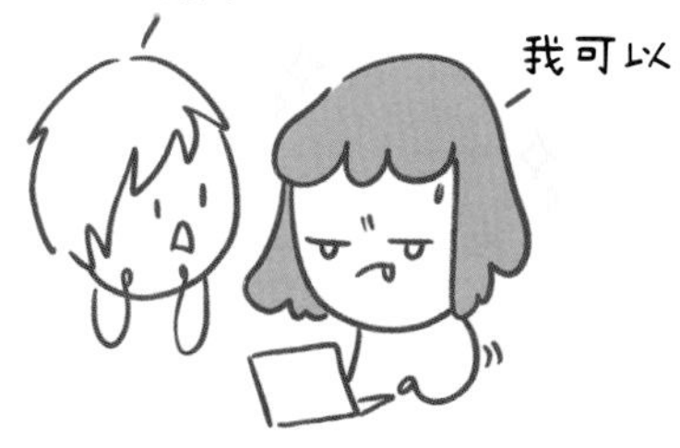


如果壓力臨頭會讓工作表現更好，等到最後一刻才做也沒關係。只要你確定剩下的時間足夠完成工作，壓力就是好事。

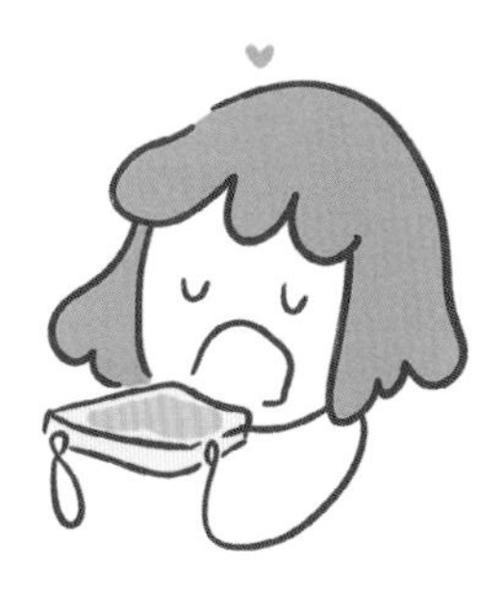

你不需要很費力才能吃好一點。忘掉複雜的食譜，回歸基本，你會看到品質優良的原型食物，例如當季水果或是新鮮奶製品，不需要太多烹調就很好吃。

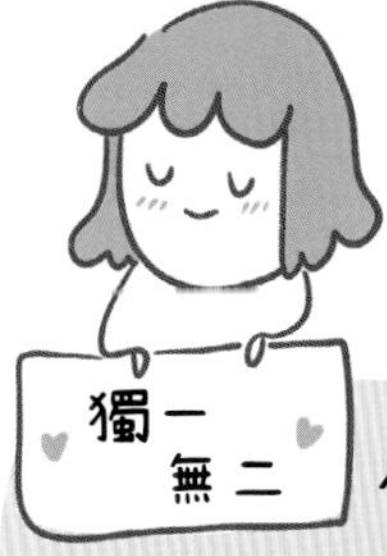


## 小訣竅

問題通常不會只有一個解決方法。讓自己嘗試，才能找到最有效的方案。

尋找解決方案之前，花一點時間瞭解問題，以及為何你需要解決它。

接受自己的獨特性。解決問題的方法跟大多數人不一樣也沒關係。

「努力」不一定能把工作做好。有生產力與創意不代表要把自己燃燒殆盡。

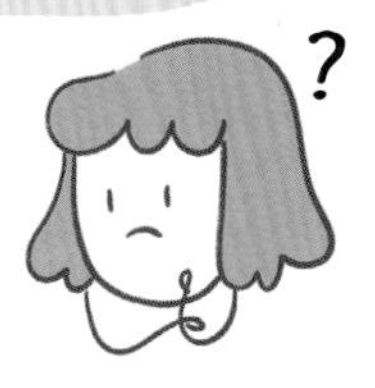

秘訣 2

# 把習慣疊加

養成新習慣絕不困難！如果你想要在日常生活中建立新的習慣，疊加是個輕鬆的好方法。

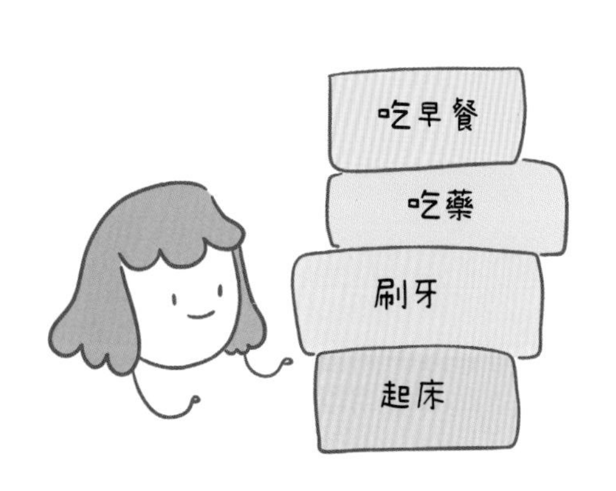


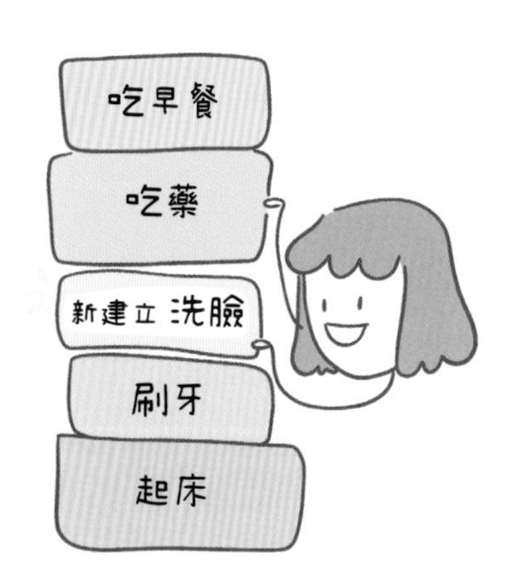


我們都有不同的習慣。即使你的日常生活看似混亂，你還是有每天要做的事情。這些既存的習慣是養成新習慣的利器。在舊習慣的基礎上加入新習慣，有助於堅持下去。先從簡單的事情開始嘗試，如果有效，再看看你能否每週或每月增加新習慣。

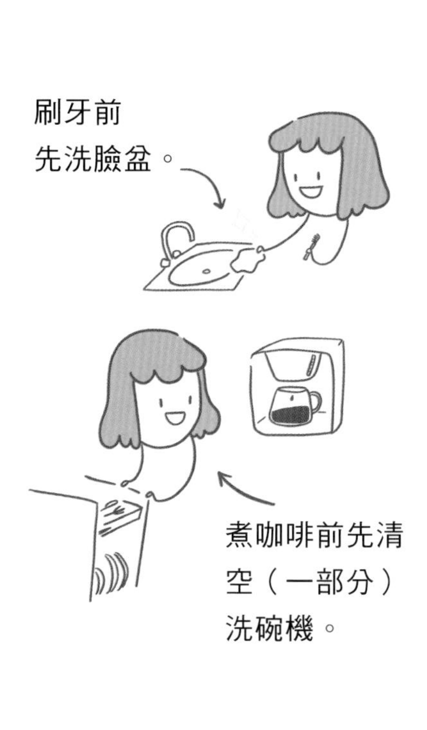

刷牙前
先洗臉盆。

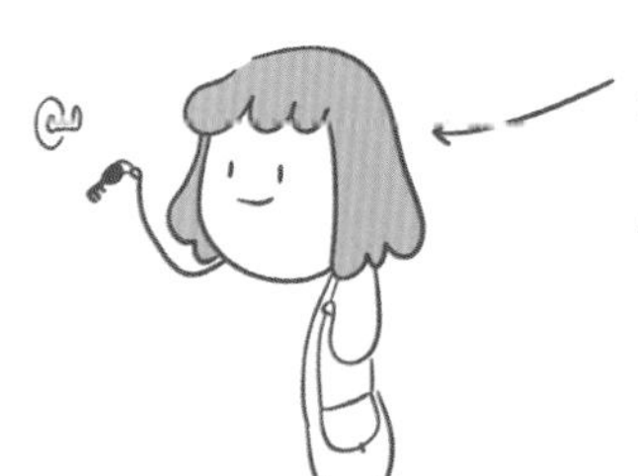

回家後馬上
把鑰匙歸回
原位。

煮咖啡前先清
空（一部分）
洗碗機。

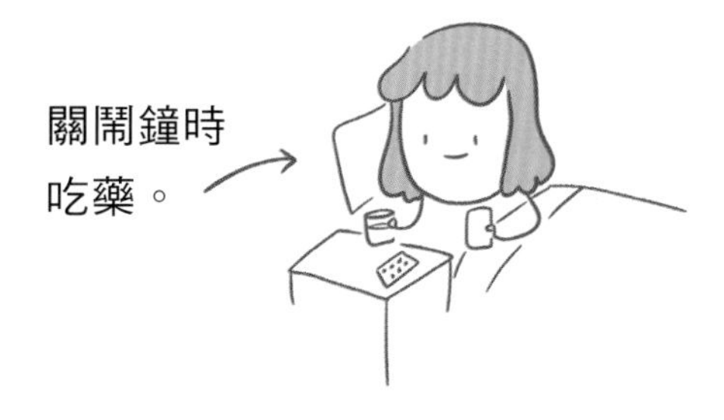

關鬧鐘時
吃藥。

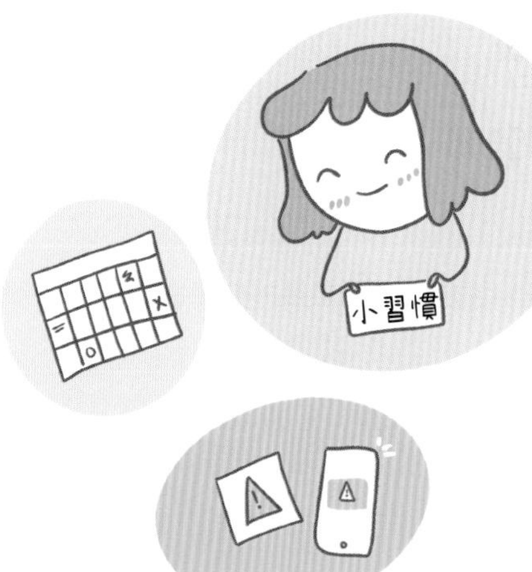


## 小訣竅

從小地方開始。從很簡單的新習慣開始也沒關係。

在頭幾天使用視覺化的提醒工具（例如便利貼），以及手機上的提醒，這樣你就不會忘記新習慣。

先養成一種新習慣，再繼續加入其他習慣

秘訣 3

# 把生活變成遊戲

ADHD 的大腦經常渴望酬賞，對胡蘿蔔（獎勵）的反應比棍棒（懲罰）更好，遊戲化是提升生產力的好方法。

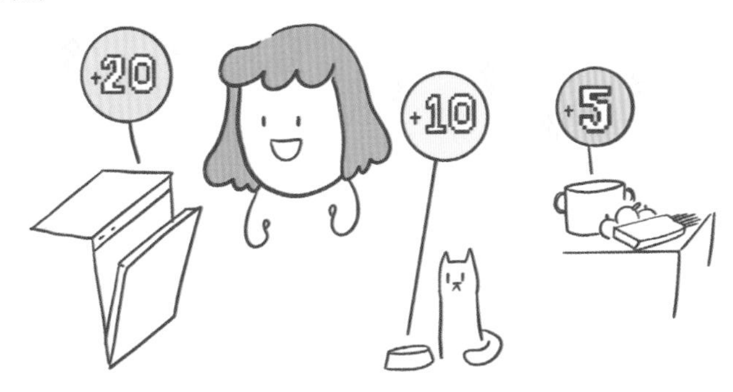


如同本書前半所討論的，ADHD 的大腦對電玩有強烈反應！你有沒有注意過，玩遊戲從來沒有帶給你做雜事的感覺？我們會花大量時間重複進行活動來取得點數、錢幣或其他酬賞。何不把相同機制運用在生活中呢？在生活中實施遊戲化有很多種方法，你可以在打理雜務之後給自己點數，或是為不想做的事設定獎勵，或是將你想學的技能視覺化，像是遊戲裡的角色。

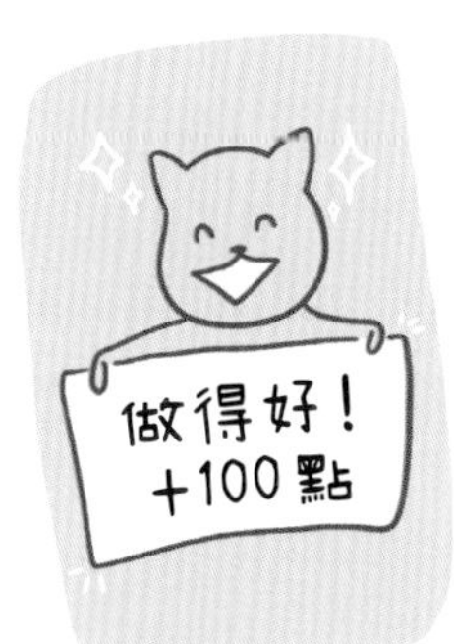


當你想要學好一件事，使用遊戲化功能的app，獲得點數、升級或其他小東西，能讓你在一頭熱之後堅持下去。

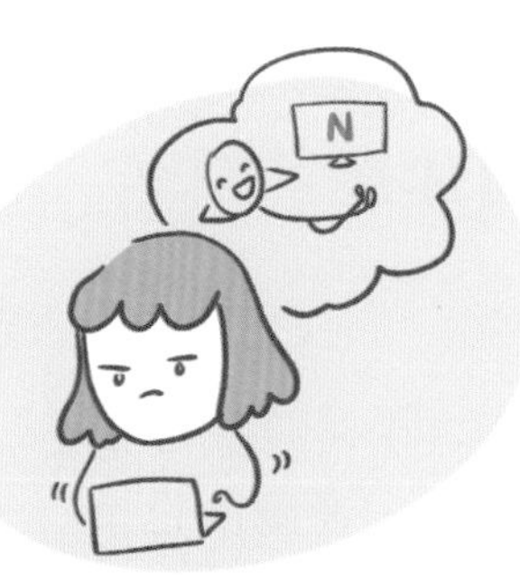


為複雜的任務設定目標，例如在連續三天洗碗之後，獎勵自己盡情看最喜歡的節目。

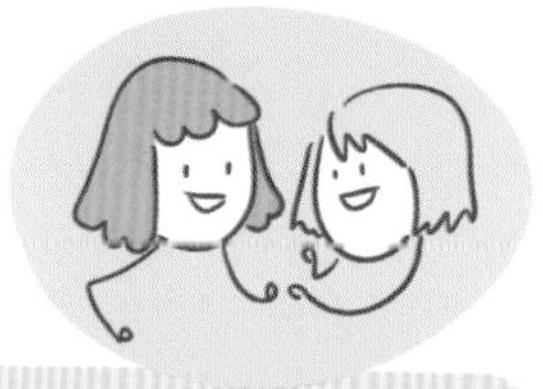

## 小訣竅

一個人時很容易跳過困難的部分，直接領取酬賞。找人一同參與，這樣你就有責任要堅持，也更不會作弊！

建立遊戲化策略需要時間。如果第一次嘗試無效也沒關係。

設定聰明的目標。為了讓遊戲化持續，目標必須實際且有意義。

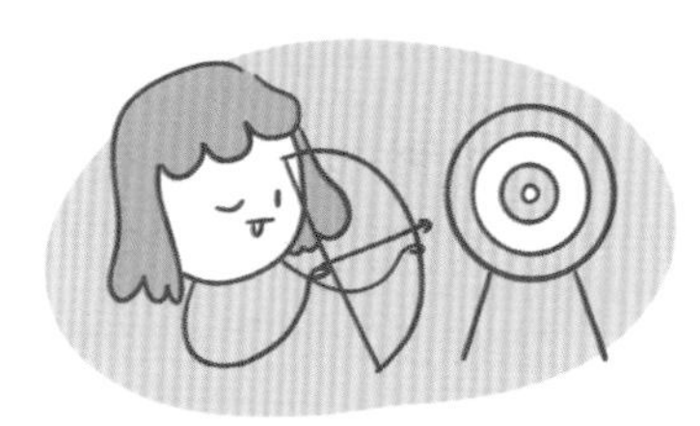

秘訣 4

# 蕃茄鐘工作法（Pomodoro Technique）

管理能量與專注力對 ADHD 的人來說並不容易。蕃茄鐘工作法會有很大的幫助。

25 分鐘專注

5 分鐘休息

有 ADHD 的人常有全有全無的傾向。不是拖到最後一刻才做，就是過度專注到廢寢忘食，連廁所也不去。蕃茄鐘工作法是找到平衡同時把事情做好的絕佳方法。首先，設定單一目標（勞力、勞心或是創意活動），接著連續做 25 分鐘，之後休息五分鐘。每四個循環進行一次 30 分鐘的長休息。

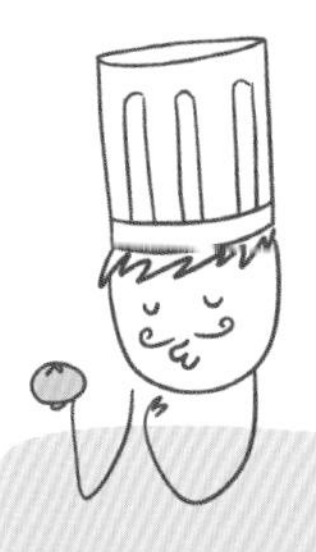

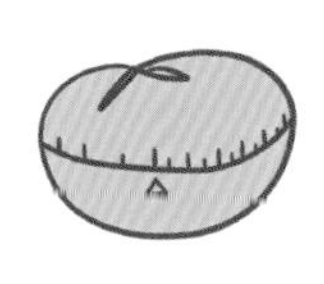

### 小訣竅

每個人都不一樣。盡情嘗試其他長度的蕃茄鐘時間，找出最適合你的節奏。

也可以用它來做體力活，例如清潔或是整理家裡。

掃描這個 QR 碼，看我的 ADHD 蕃茄鐘 Youtube 影片！

如果有其他人一起，蕃茄鐘工作法會更有效。前提是你們不會讓彼此分心！

下一次你需要付帳單或處理行政作業時，試試看蕃茄鐘工作法。

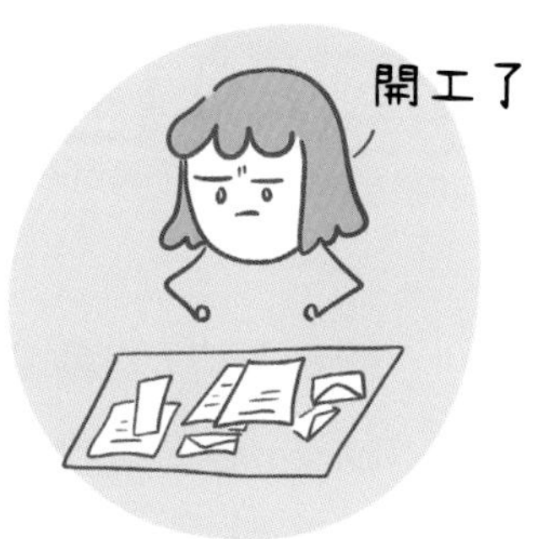


不要忽視休息！就像運動，休息和訓練一樣重要。休息是這個方法的一部分。好好休息。

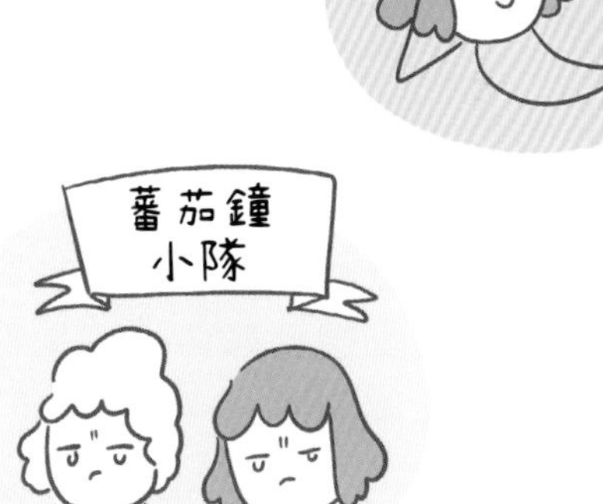

秘訣 5

# 顏色編碼（colour-coding）

如果有視覺線索，ADHD 的大腦會更有效率。這就是為什麼在生活中某些方面利用顏色編碼可以較有秩序。更棒的是，它很美觀！

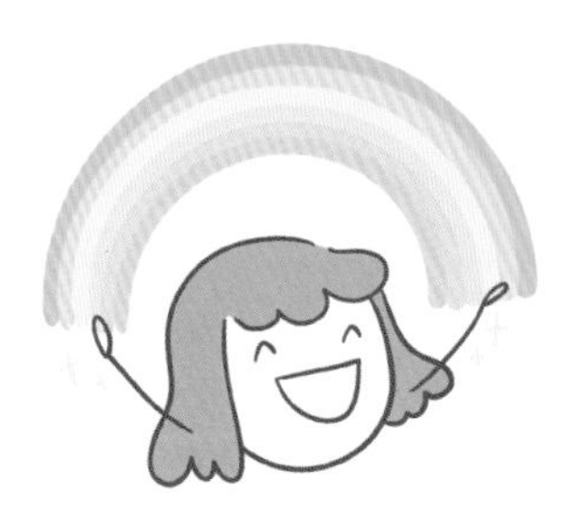

雖然簡單到難以置信，但是相信我，顏色編碼對 ADHD 的人很有幫助，讓他們更有秩序感。顏色具有統一感且高度視覺化，是很有效的分類系統。如果你把眼睛閉上，想像平常會用的物品，你會發現自己馬上聯想到顏色。如果你利用顏色編碼規劃日常生活，大腦會自動知道哪裡可以找得到，以及要放回哪裡（也許是對 ADHD 人來說最重要的事！）。

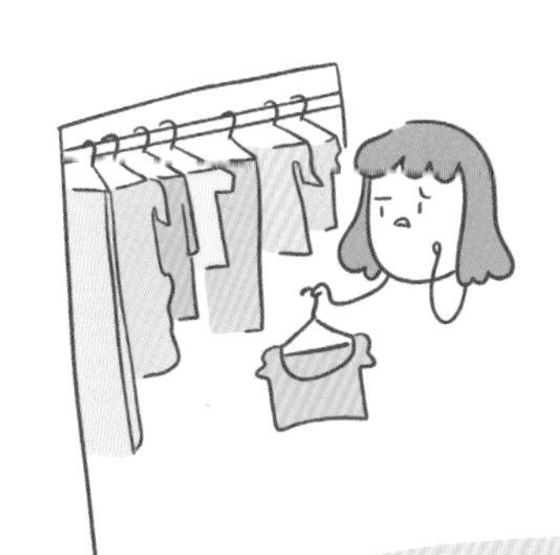

根據顏色分類衣服，可以讓你一目瞭然，不僅賞心悅目，還能縮短早上著裝的時間！

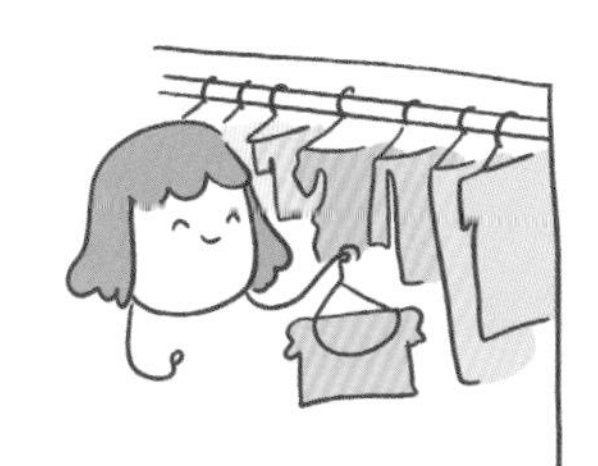

## 小訣竅

使用顏色來管理文件：紅色代表緊急，綠色代表不緊急。

任何東西都可以用顏色管理：冰箱裡的食物、待洗衣物、化妝品，什麼都行！

發揮創意，使用顏料、貼紙和紙膠帶來分類物品。

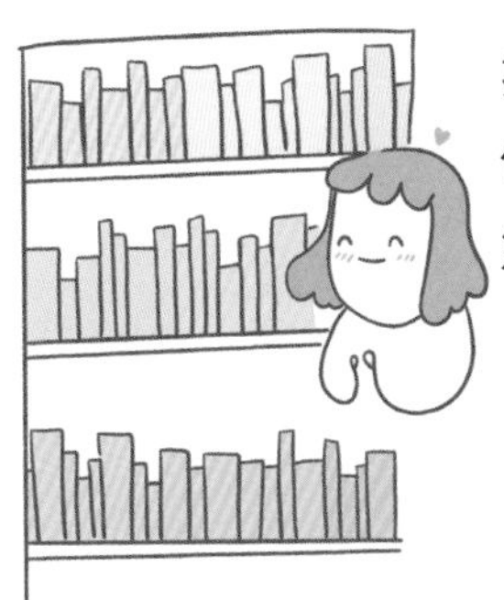

把架上的書依照顏色排列，不僅美觀，而且你會發現保持井然有序有多容易。

把手機上的 app 用不同顏色的資料夾分類，就更容易找了！

秘訣 6

# 分批工作

當你有一堆待辦事項無法脫身，好像什麼也做不好，分批工作可以幫上忙！學習分批工作，不要一心多用，能夠增加生產力，幫你節省時間，讓你不會有忙不過來的感覺。

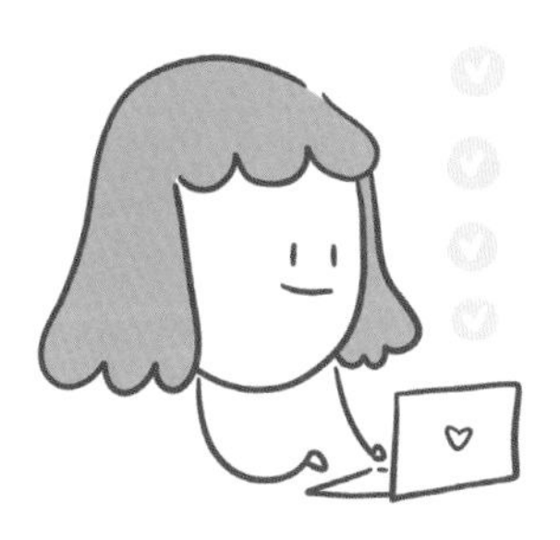

與其從一個工作跳去做另外一個，專注其中一個可以幫助你更有效率。對於 ADHD 大腦來說，要開始進行某項任務有時會很困難，分批作業消除了這個不利因素，意味著你在不同工作之間比較不會拖延，也能降低分心的風險，並讓你有動機及成就感。

一次煮多餐的份量（batch cooking）能夠讓你每天輕鬆享用家常菜。

需要擦家裡的玻璃？試著花一段時間只擦玻璃，其他什麼都別做。

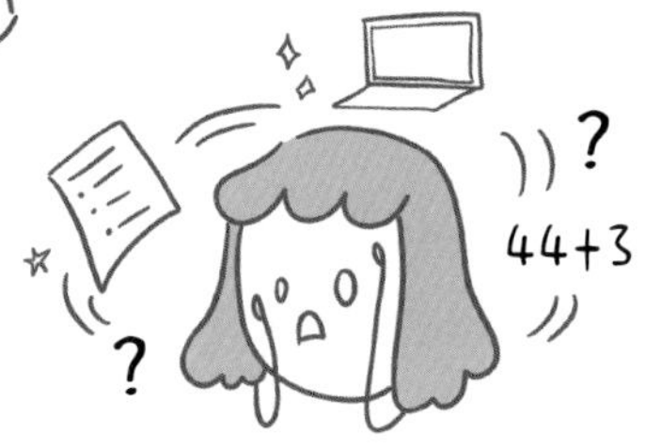


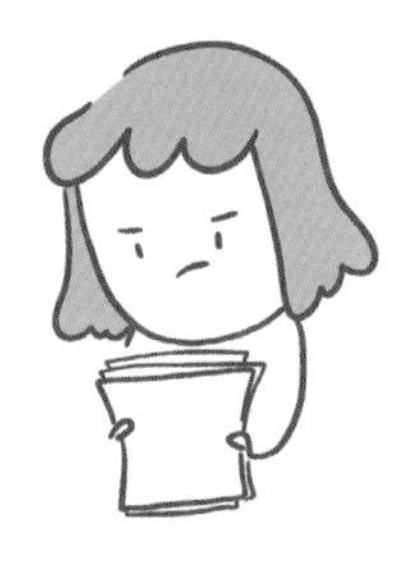

討厭行政作業？試著一星期撥出一天來完成大部分的行政作業，其他時間就不用再煩惱。

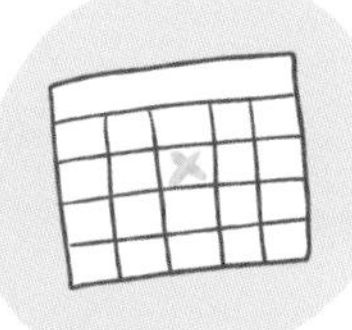

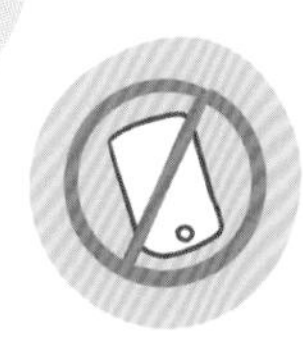

## 小訣竅

如果你每週或每月都有重複的工作要做，花一整天專心做。

避免在決定專心處理某項工作的時間安排會議與通話。關鍵在於不中斷，別讓自己有機會分心。

秘訣 7

# 常常斷捨離

有 ADHD 的生活會很雜亂！如果你不想感到無所適從，我推薦經常斷捨離。

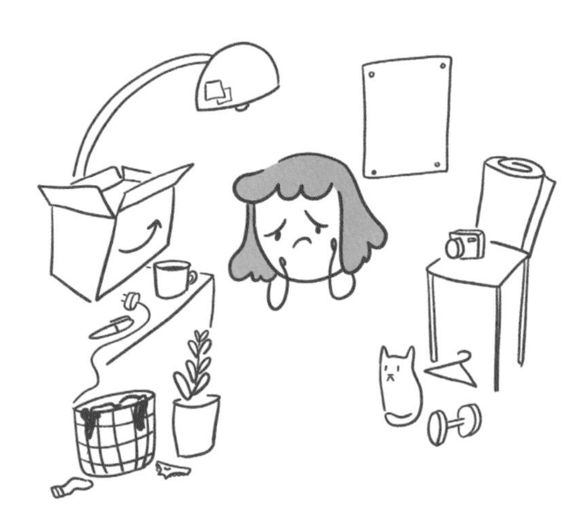

如果你總感覺家裡一片混亂，也許是因為你的東西太多了。每年我都會衝動購物，探索新興趣，有 ADHD 的人會堆積很多東西。好消息是，如果你常常斷捨離，你會發現讓家裡（或多或少）看起來更乾淨並不困難。

許多人的衣服都太多了。別害怕，留下你真的有在穿的衣服就好，把塞在衣櫃深處的衣服丟了吧。

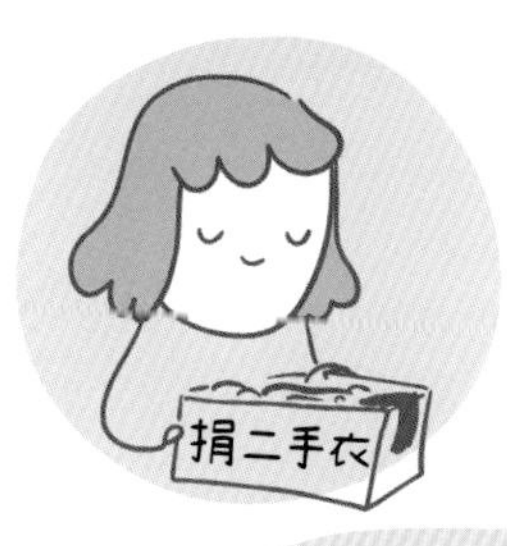


斷捨離電子設備。在跌價前賣掉它們，把舊的或是已經找不到裝置的傳輸線也丟掉。

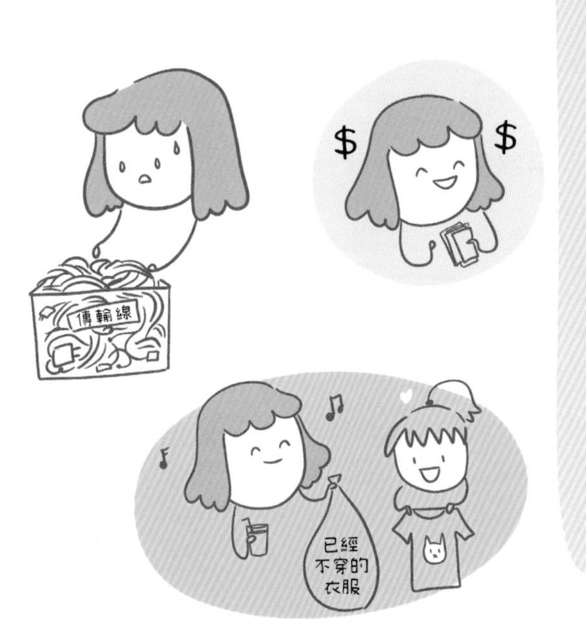


## 小訣竅

賣掉之前衝動購買的東西，有助於降低「ADHD 稅」。

把去年都沒穿的衣服捐給慈善機構。

為每樣東西找一個地方放。如果它沒有地方放，也許應該捐出去或賣掉。

如果你常常斷捨離（例如每個月一次），你會發現它沒有聽起來那麼困難。

邀請朋友參加斷捨離派對！這是幫那些你不需要的東西找到新主人的好方法。

秘訣 8

# 找個守望好友（accountability buddy）

**要承諾做某件事，特別是新習慣，對 ADHD 的人來說並不容易。想要做到的話，找個守望好友是很有效的方法。**

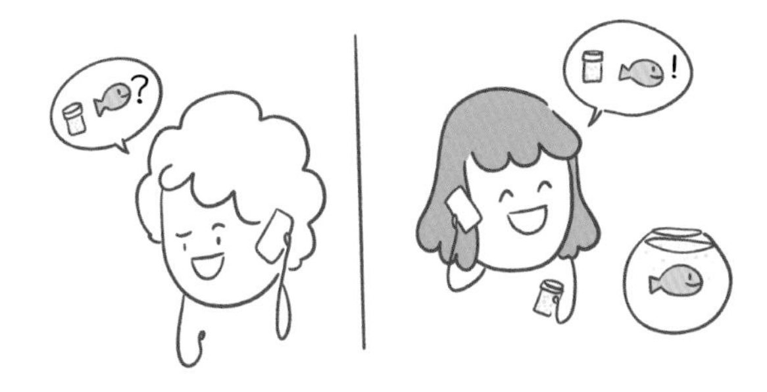


因為 ADHD 的大腦處理動機的方式不同，需要找方法來避免半途而廢或是放棄養成新習慣。請某個人來幫助你保持負責任的態度會非常有效。你可以每天運動完傳訊息給你最好的朋友，洗完碗後傳照片給你媽，或是參加線上互助團體。關鍵在於使用這項策略來做困難的事情，直到它習慣成自然。

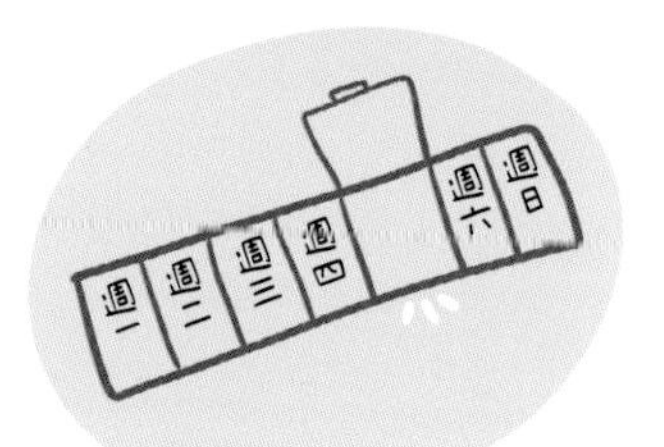


老是忘記早上吃藥？每天傳一張空藥盒的照片給你的守望好友！

## 守望好友申請

嗨，＿＿＿＿＿＿

你可以當我的守望好友，
幫助我

＿＿＿＿＿＿＿＿＿＿？

隔多久檢查一次：

每天　每週　每月

維持負責任的態度有助於 ADHD 的人達到目標

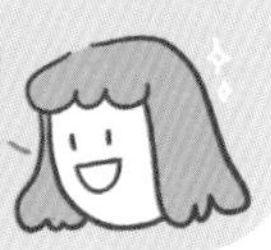

### 小訣竅

如果難以建立新習慣，想要找到守望好友，可以用我的模版！

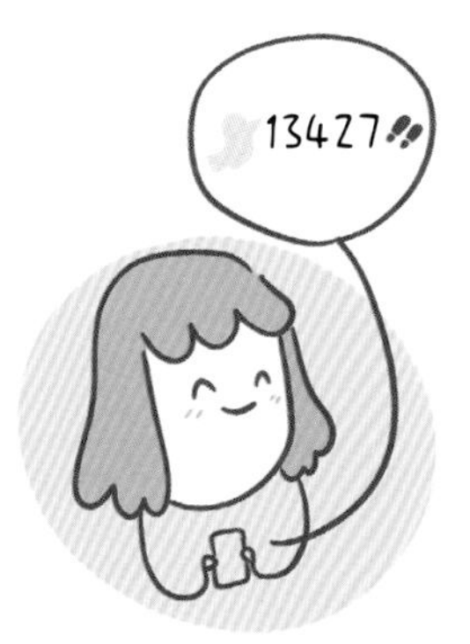


想要多動動身體？何不把每天走路的步數上傳推特？

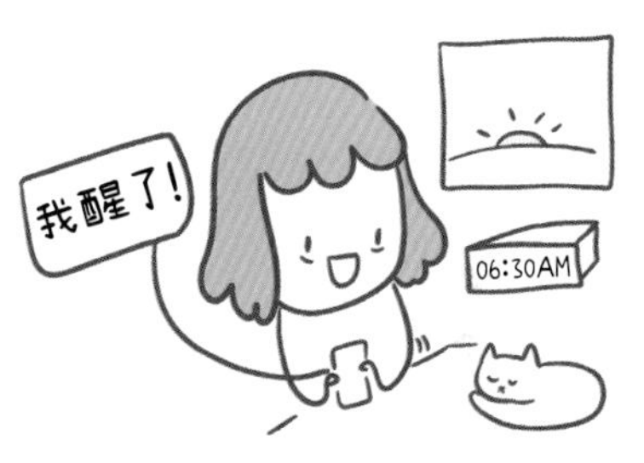


想要更早起床？跟你最好的朋友玩一個遊戲：早上先傳訊息的人就贏了。

秘訣 9

# 陪伴（body doubling）

**ADHD 的人很難持續專注一項工作。找個人一起可以幫助你更有責任感，不拖延，把事情做好。**

讀書的氛圍

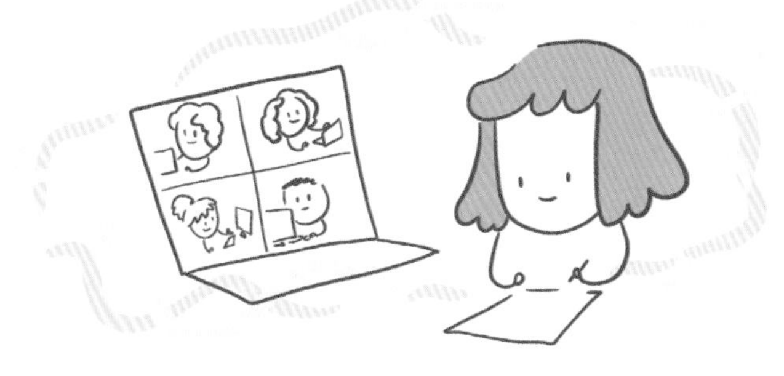

簡單來說，就是做某件事時有其他人陪伴。他們只要在場，不一定要做同樣的事情，就能幫有 ADHD 的人專注。陪伴可以是實體的，也可以是線上。你可以利用虛擬陪伴，建立或加入一個線上會議群組，或是播放 Youtube 上的影片。我不知道陪伴為何這麼有效，但值得一試！

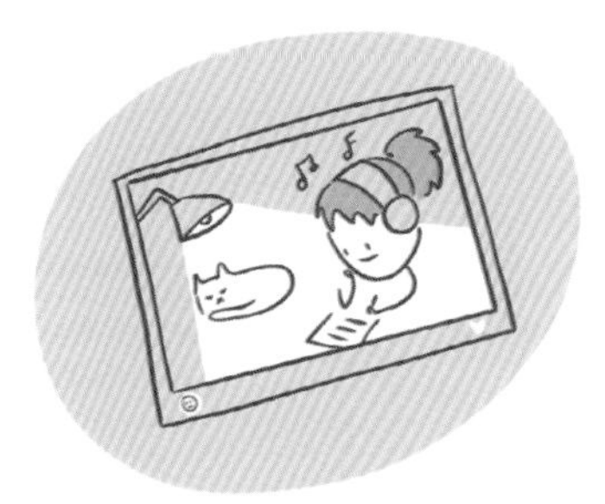

獨自一人時打開「一起讀書」或「一起打掃」的影片。

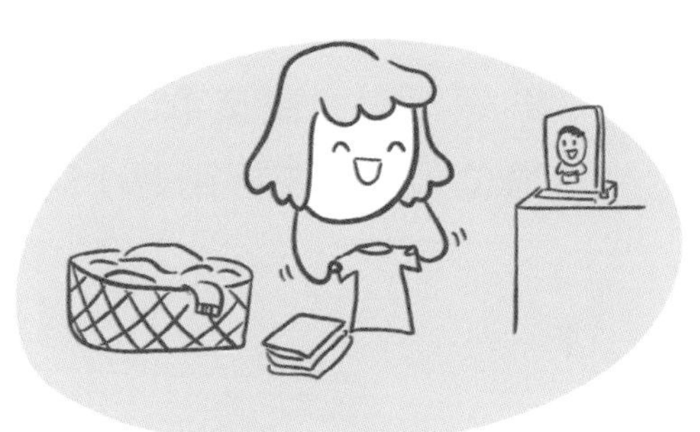

每週跟朋友線上聊天，一邊打掃。

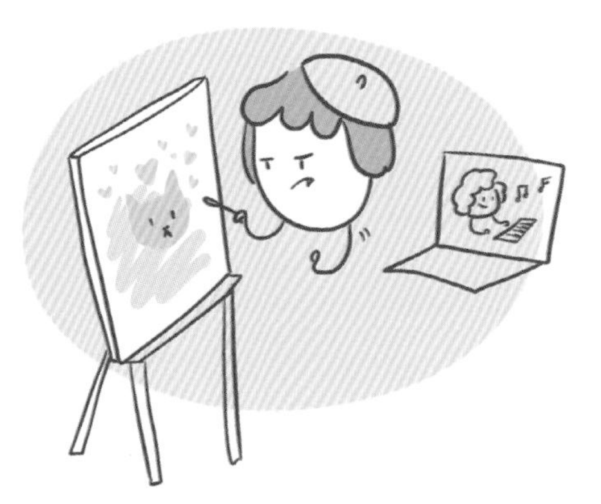

你也可以把這個技巧用於創作！

## 小訣竅

試著搭配陪伴和蕃茄鐘兩種技巧。

如果對你有效，付費請人陪。盡可能使用這項技巧會很有意思。

秘訣 10

# 為每樣東西貼上標籤

貼標籤對大腦有利。它可以幫你把東西歸回原位，避免花好幾個小時找東西。

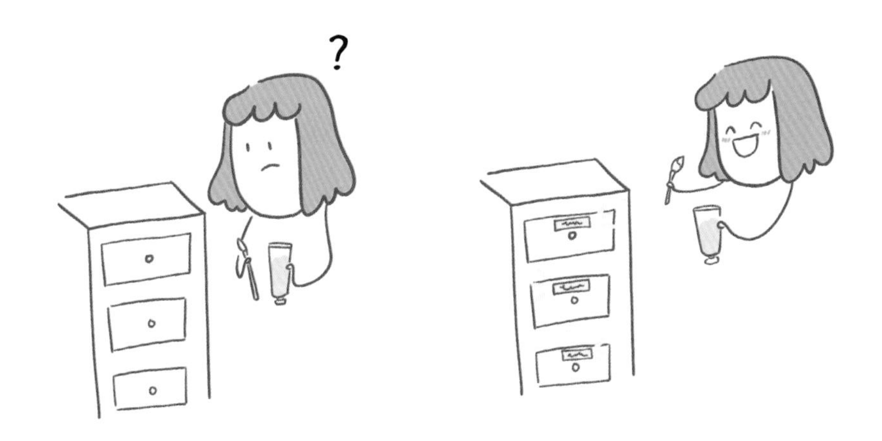


標籤真的可以改善你的日常整理。讓你不用傷太多腦筋就知道要把用完的物品放回哪裡，隨著次數變多，你會發現保持家裡整潔、避免一片狼藉其實不難。

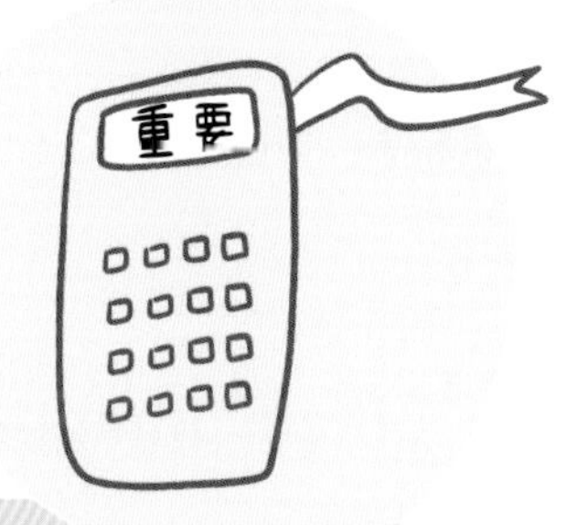


使用日期藥盒就不會忘記吃藥或是重複吃藥。

## 小訣竅

投資一個好一點的標籤機，讓過程更容易。

熟能生巧。如果應用在特定物品上沒有幫助，試著換另一種，看看會不會改善。

你喜歡 DIY 嗎？試試看自己製作標籤，打造專屬的裝飾風格！

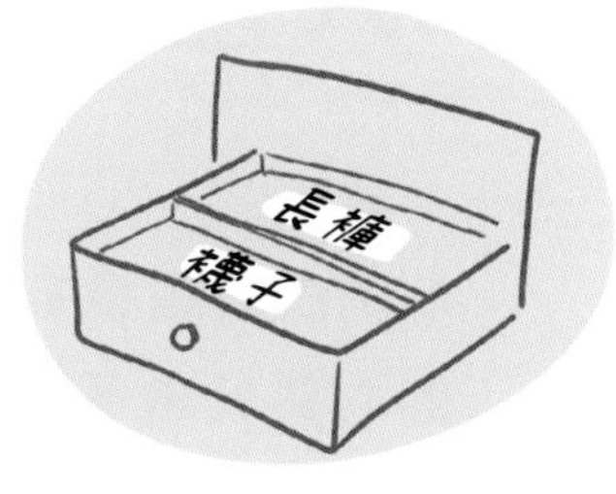


櫥櫃很亂？根據物品種類把它分成不同區域，貼上不同標籤。

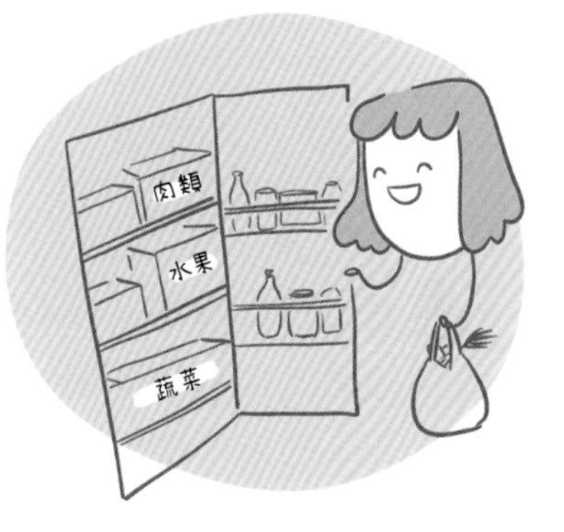


在冰箱貼標籤！有 ADHD 的人很難讓冰箱井然有序，用標籤區分不同食材會很有幫助。

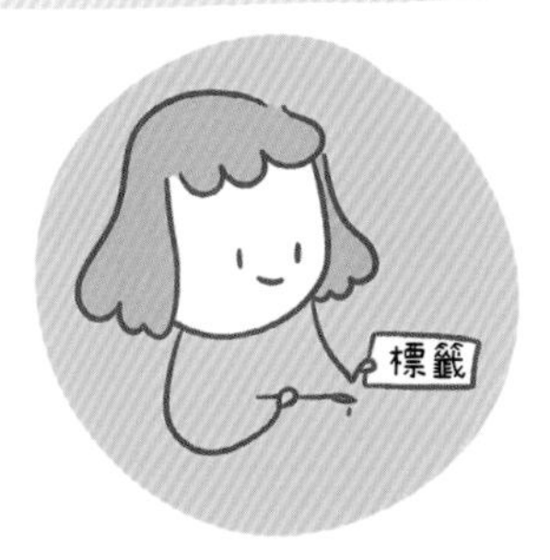

秘訣 11

# 大腦傾存（brain dumping）

**ADHD 大腦會有各種主意與想法，與充滿思緒的心靈共處並不容易。這就是為什麼大腦傾存可以幫助有 ADHD 的人不會那麼無所適從。**

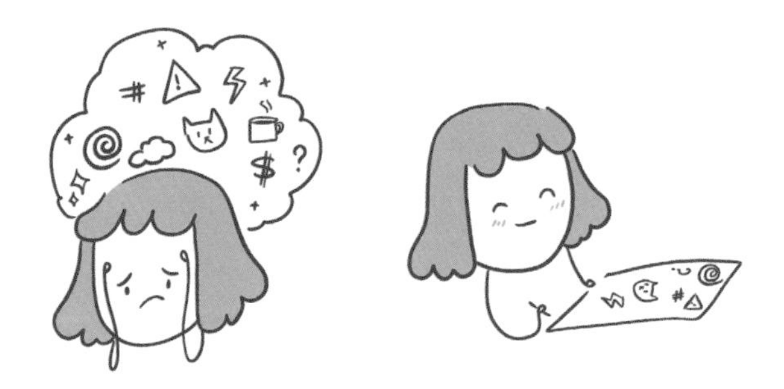

這個方法很簡單，只需要紙筆、手機或電腦。把湧現的想法全都寫下來（或畫下來），例如待支付的帳單、尚未回覆的訊息。你會發現記下的東西比想像中少。接著列一張待辦清單，把大腦傾存的成果當成備忘錄，當你覺得好一點了，就可以丟掉它。

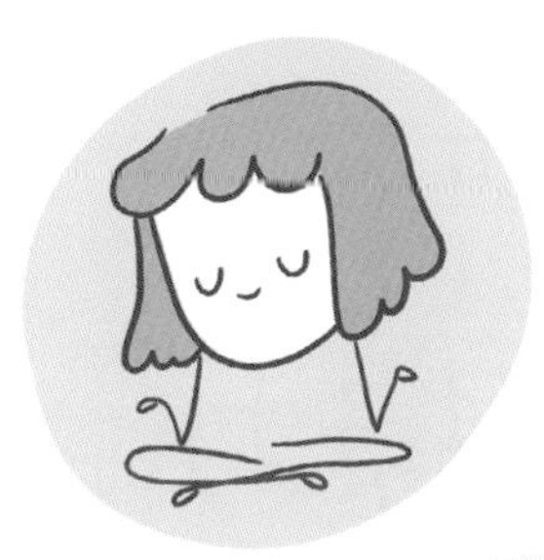

練習在感到無所適從或壓力很大時使用大腦傾存。你會馬上平靜下來。

發揮創意！使用彩色鉛筆和色筆，讓它變得更好玩，更引人入勝。

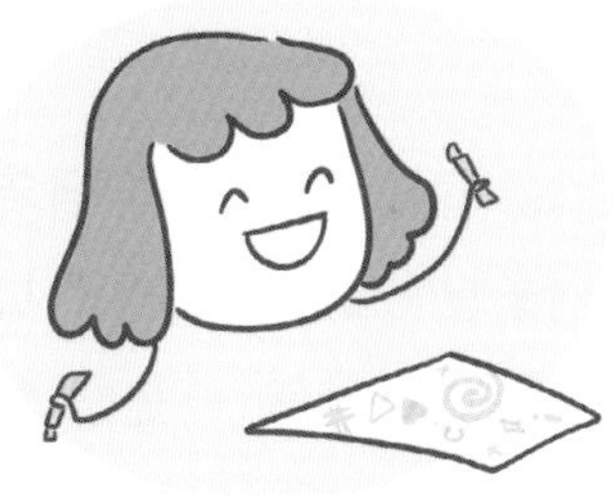

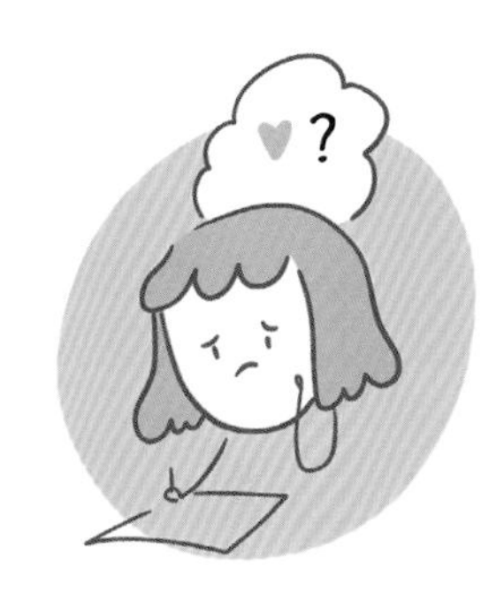

大腦傾存不限於工作與雜務，也能用來處理個人事務，例如關係中面臨的挑戰。

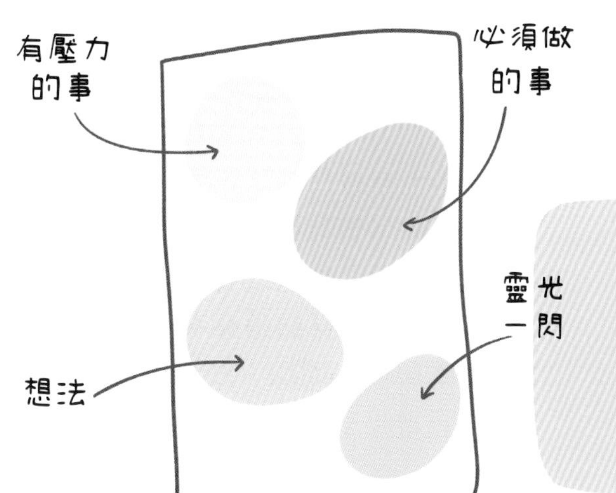


### 小訣竅

如果你不習慣寫在白紙上，可以用我的模板！

祕訣 12

# 找出摩擦力

**當你無法完成任務，或是感到無所適從，休息一下，分析情況。你會發現造成摩擦的事物是讓事情變得複雜的原因。**

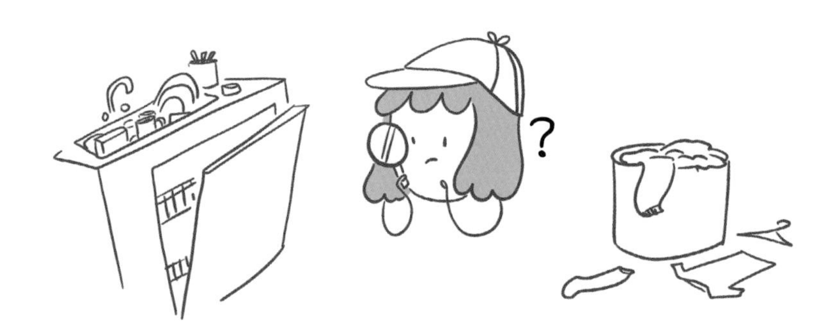


有 ADHD 的人，特別是成年以後才診斷出來的人，習慣與自己的大腦對抗。他們經常掩飾或矯枉過正，總是採取困難的方式做事。為了打破這個循環，讓生活更加容易，你必須學著找出問題，以及與你的大腦不相容的流程。透過減少摩擦，你能做得更多更順利。

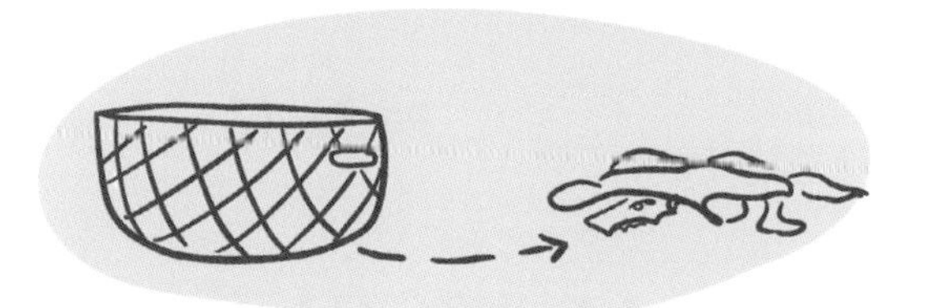

你是否總把髒衣服堆在房間某處，而非放到另一個角落的衣物籃？目前的安排顯然不適合你，把衣物籃移到你自然而然想丟髒衣服的地方吧。

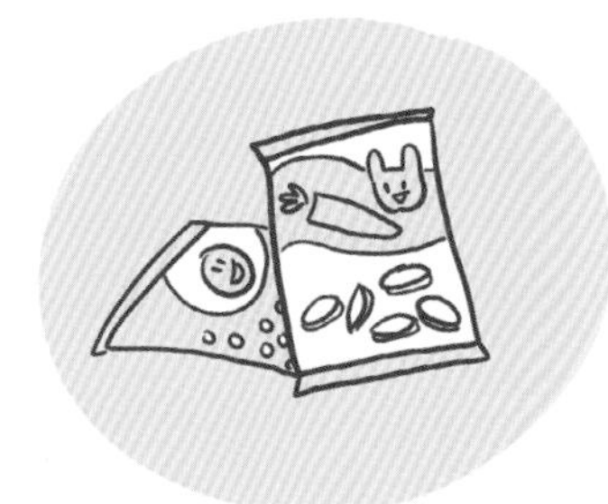

如果光想到洗菜切菜就讓你放棄自煮，那就買已經切好的冷凍蔬菜吧。不需要每件事都從頭開始做！

## 小訣竅

當你發現運作不理想，分析它並找到困難點，然後移除。

別害怕讓你的生活更容易，便利才是人之常情！

盡量避免把你的人生跟他人攀比。你的目標是讓生活更容易，而不是迎合社群媒體的標準。

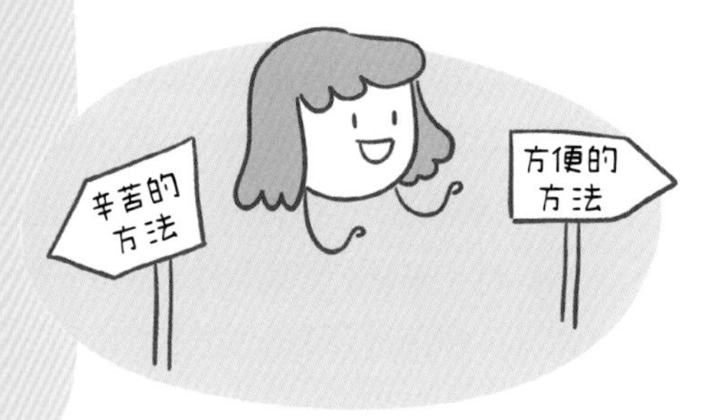

秘訣 13

# 使用備忘錄

**備忘錄聽起來很基本，卻能帶來很大的改變。面對現實吧，如果常常分心，要記住某件事會很困難。這就是為什麼聰明地使用備忘錄會很有效。**

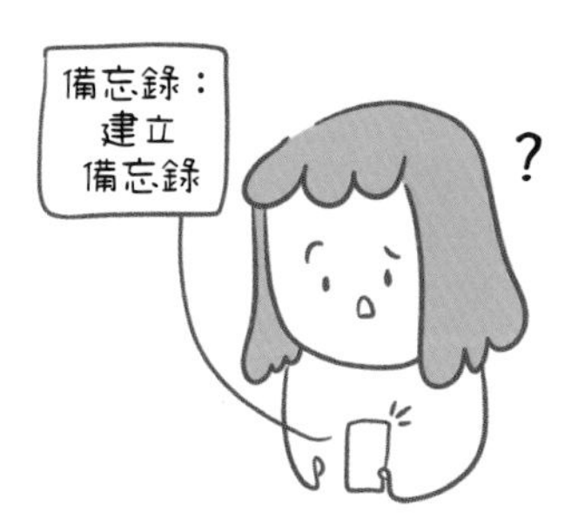


當你與容易分心的大腦共同生活，當然會經常失去頭緒或忘東忘西。想像一下，你想起還沒回覆朋友的訊息，接著拿起手機，查看 Instagram，一不留神滑了一小時，結果無意間對朋友已讀不回。為了避免這類情況，試著為可能忘記的重要事項設置備忘錄。

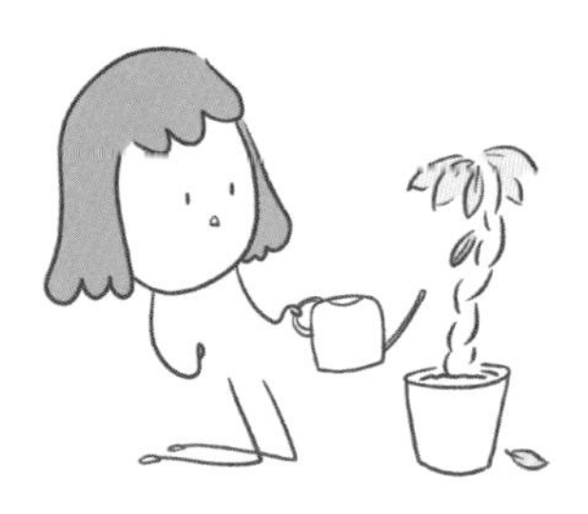

你的植物一直死掉？設置重複事件的備忘錄，避免忘記澆水。

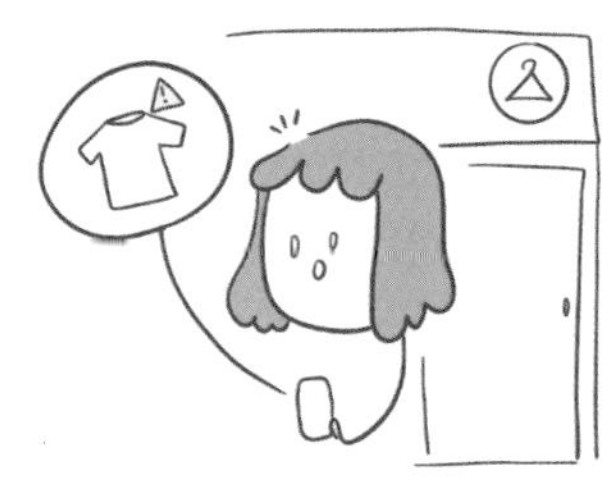

有些智慧型手機支援特定地點的備忘錄，例如在經過乾洗店時提醒你拿衣服。

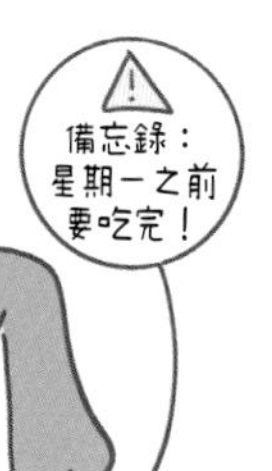


如果買了快要到期的食物：設置備忘錄。

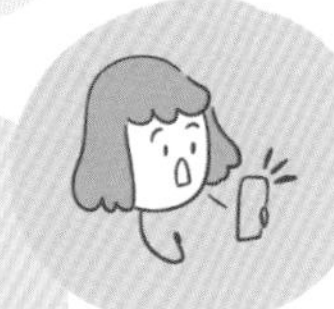

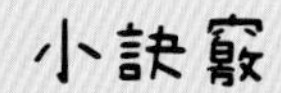


備忘錄不一定有效，也可以嘗試其他方法。或許你可以把這項工作自動化（接下來會介紹），或是與其他習慣疊加？

如果你會連提醒都會沒注意到，試著調高提醒的音量，讓它有更明顯的視覺提示。例如用亮色紙張製作實體備忘錄。也可以改變手機的提醒音效，確保你不會因為習以為常而失去提醒效果。

秘訣 14

# 善用檢查清單

**飛行員、外科醫生及太空人有何共通之處？他們都會使用檢查清單！如果他們使用這項小工具來進行複雜的工作，我們也可以效法。為重要的重複事項建立檢查表，可以節省時間，避免疏漏。**

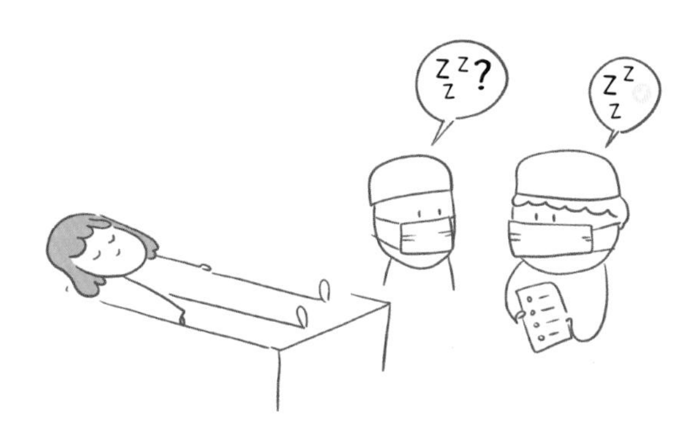

如果仔細觀察，你會發現許多日常工作都是重複的。丟垃圾、清空洗碗機、付房租、刷牙，都是以前就做過的。這是為何檢查清單對有 ADHD 的人來說很有用：只要製作一次，就能一直使用。

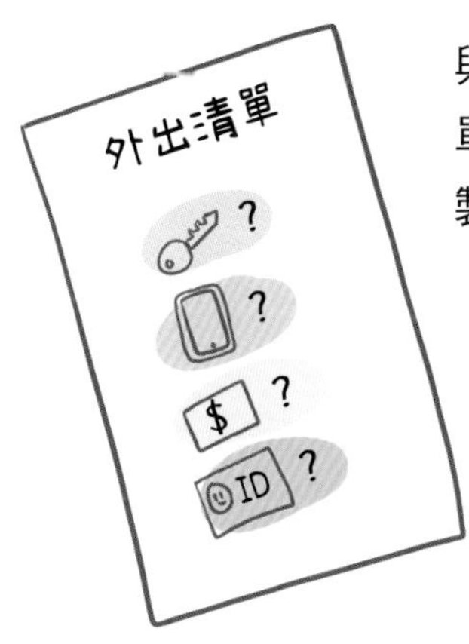


與其每次都要寫購物清單，為固定要買的品項製作一張勾選清單。

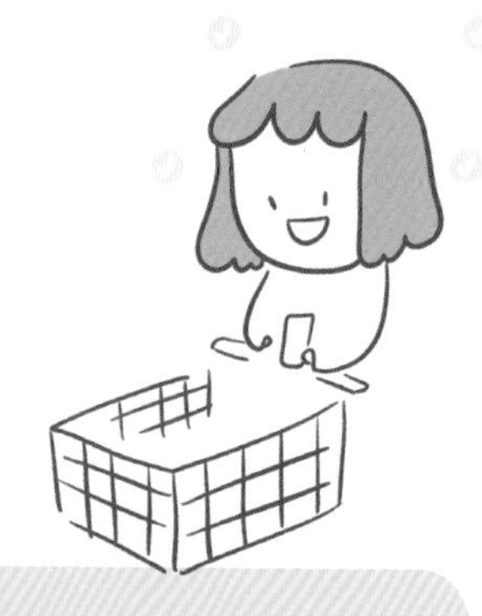

建立出門前的檢查表，以免漏帶重要物品。你可以把它放在前門！

## 小訣竅

許多智慧型手機有內建工具可以建立簡單的檢查清單。如果想要更花俏全面的功能，也有許多 app 可選。

實體工具比較適合你嗎？寫在紙上，或是用白板筆，就可以重複使用。

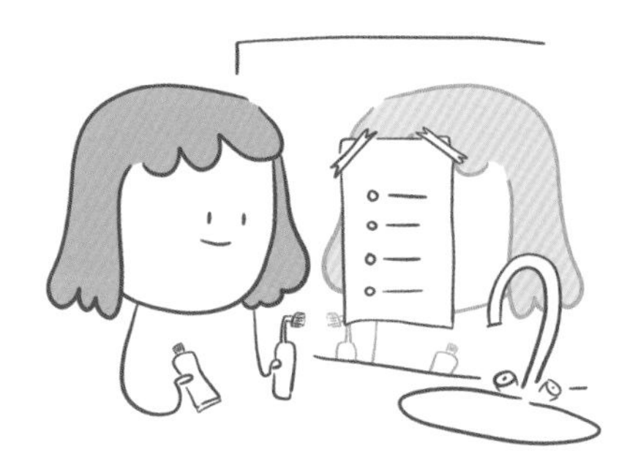

覺得保持衛生習慣很難嗎？為早晚的保養流程製作一張清單。

秘訣 15

# 將重複的工作自動化

健忘是每天都會面臨的困難。有些人每天花好幾個小時在回憶資訊，這很累人而且很沒效率。將重複的工作自動化是改善的好方法。

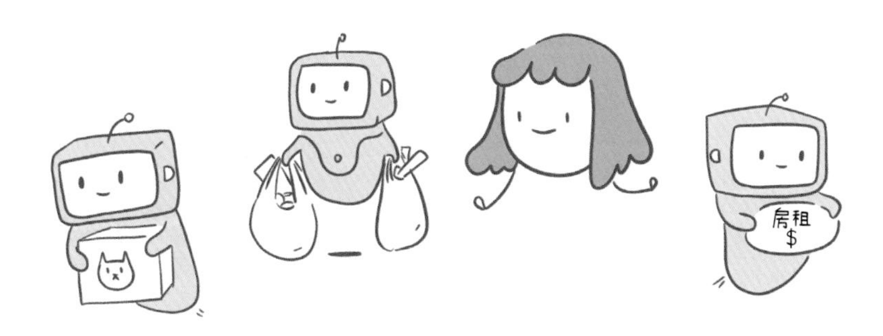


你是否一整天下來每 30 分鐘就提醒自己要做某件事，例如訂購貓食？如果是這樣，自動化會是解決方法。方法正確的話，你將不需要記住並管理那麼多事情，會感到更輕鬆。從你老是忘記的重複事項，或是需要花很多心力的工作開始，看看你能否將它自動化。

申辦自動扣繳帳單和房租，
再也不會遲交！

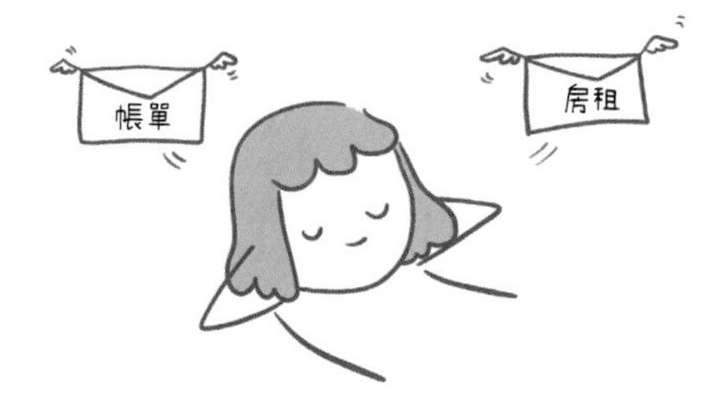


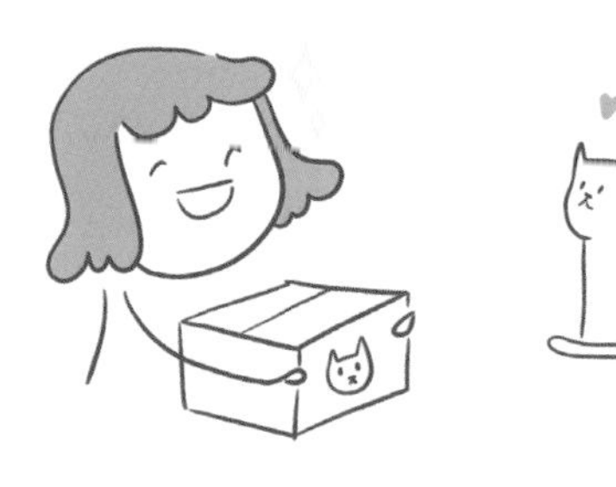

使用訂閱制服務，讓東西
自動送到你家，例如貓食。

## 小訣竅

當然，自動化不是一勞永逸的解決方案。你還是要偶爾檢查，看看是否真的符合需求。

任何事情都可以自動化！發揮創意，多方嘗試。想知道什麼對你有效，嘗試是唯一的方法。

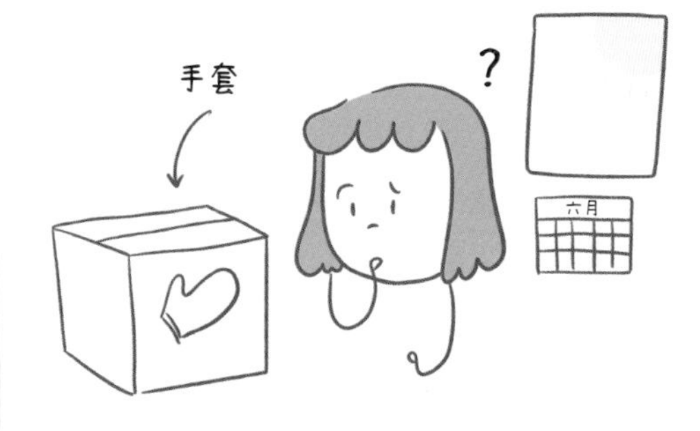


很難存錢嗎？固定從銀行帳戶轉一筆錢到儲蓄戶頭，或者使用 app 每次購物時自動調整成整數，多出來的錢就可以存下來。

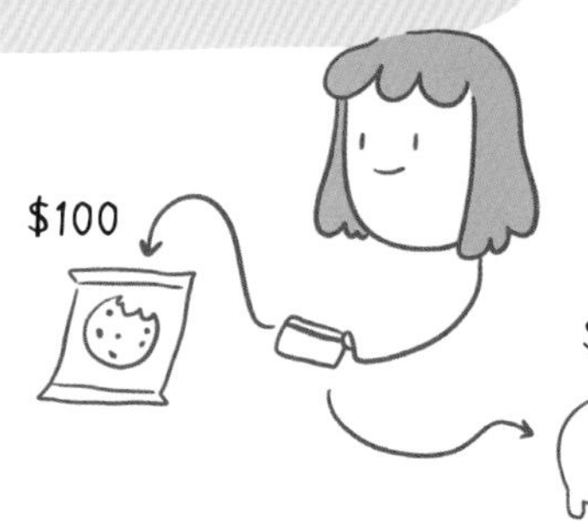


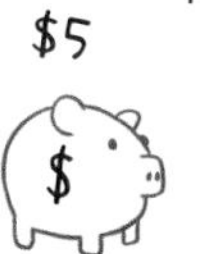

秘訣 16

# 善用音樂的力量

**音樂能量強大。它可以讓你悲傷或心情變好，甚至能幫助你專心。利用音樂幫助你把事情做好，可能是最重要也最簡單的 ADHD 祕訣之一。**

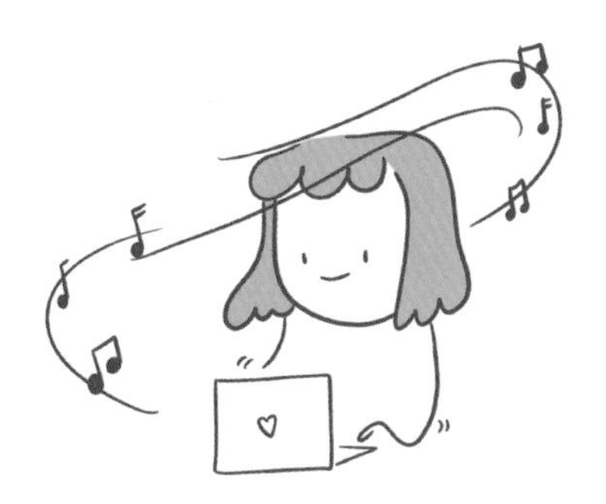

當你感覺陷入工作中無法脫身，或是沒有動力去做某件事情，能夠讓事情有所進展最簡單的方法就是放音樂。你知道音樂能延長注意力廣度（attention span）嗎？聽喜歡的音樂，腦中的多巴胺濃度會增加，不僅提高你的注意力，也更有動機完成手上的事情。如果你有情緒起伏不定的困擾，音樂對於轉換心情也非常有用。

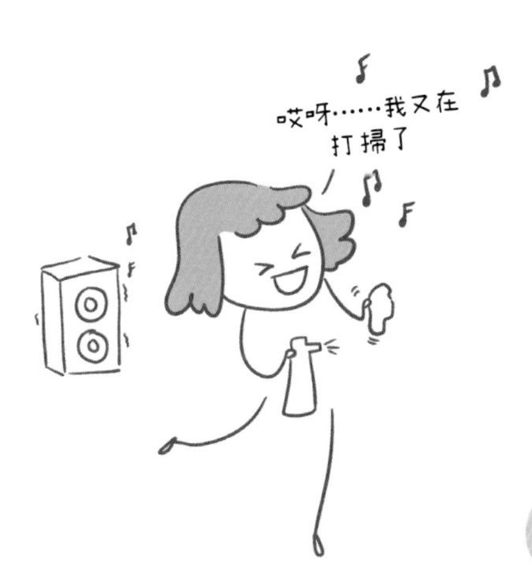


如果你沒辦法保持整潔，播放你最喜歡的音樂，挑戰自己在一首歌的時間內能打掃到什麼程度。

吸塵器的甜美聲音

如果音樂對你沒效，試著聆聽低頻的聲音，例如白噪音（white noise）或棕色噪音（brown noise）。如果你難以過濾背景噪音，這些聲音可以幫助你調節並重新專心。

你總是無法趕上截止期限？聽聽充滿跌宕起伏且令人振奮的電影原聲帶！

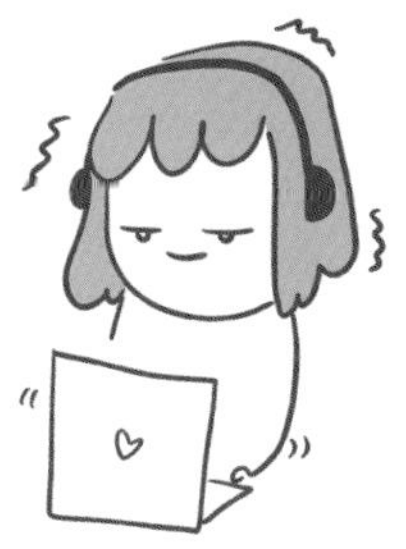

## 小訣竅

你喜歡重複聽同一首歌嗎？這在 ADHD 的人當中很常見，很可能是一種聽覺的自我刺激。

如果你喜歡戴耳機並且開很大聲，這個習慣可能對你的大腦很好，但會對耳朵造成危害！

掃描 QR 碼，聽聽我的 Youtube 專注歌單！

# 結論

**恭喜，你把這本書讀完了！**

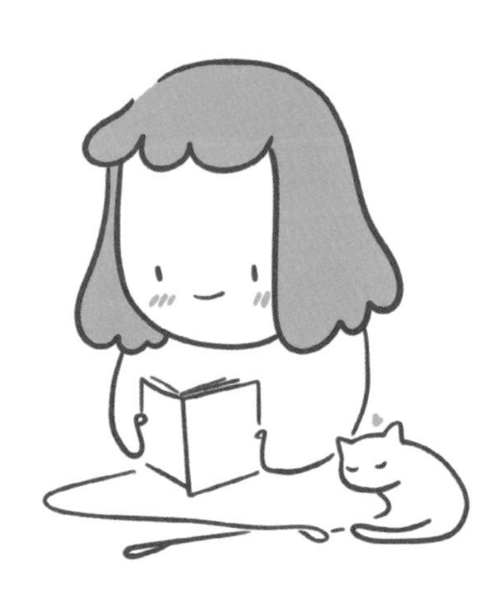

如果你沒有按照「正確」的順序讀完也沒關係！我希望你對 ADHD 的疑問都能在書中找到答案，例如「ADHD 稅是什麼？」。這是一本讓你在有某些感受的時候不會感到那麼孤單的書，例如你把為約會準備的晚餐燒焦時。本書也讓你找到策略來幫助你處理 ADHD，例如忘記繳房租時。

最重要的是，我想為有 ADHD 的人寫一本有關 ADHD 的書。一本不會因為文字太長讓你走神（太嚴重）的書，一本易讀且有趣的書。我希望我能做到這點，我希望這本書可以陪伴你好幾年，你可以在任何感到困惑、迷失、孤單的時刻閱讀。我希望這本書是一個安全的避風港，讓你可以做自己。我希望你能與頭腦和平共處，這是你應得的。

# 致謝

世界各地在 Instagram 上表示喜歡、評論、分享貼文以支持我的人，我對你們獻上最深的感謝。你們的鼓勵與善良的訊息讓我感覺溫暖，也讓我有動機繼續，尤其是在我剛開始經營帳號、還在手機上用手指繪圖的時候（別讓缺乏工具阻止你發揮創意！）。你們的無價支持幫助我繼續繪畫與貼文，這對於有 ADHD 的人來說並不容易。

D，沒有你，任何事情都不可能。有你在我的生命中是祝福，謝謝你的一切。

D 寶貝，你寶貴的小踢踢在我寫作這本書時一直陪伴我。成為你的母親是我最大的祝福。

媽咪，謝謝你總是相信我，給我力量讓我相信自己。你全心養育了我富有創意的頭腦，我覺得你一定會愛上這本書。

誠摯感謝莫旺（Morvan）、傑瑪（Jemar）、珍娜（Janna）、克麗絲提爾（Christelle）以及整個 TMAC 團隊，謝謝你們堅定不移的支持與鼓勵。你們幫我管理我們的網站與社群媒體是無價的貢獻。

誠摯感謝充滿良善與耐心的經紀人海蒂（Hattie）。我也想向山姆（Sam）、伊凡潔琳（Evangeline）、費絲（Faith）、愛蜜莉（Emily）、露西（Lucy）表達我最深的感謝，你們是這本書能夠完成的幕後功臣。

# Index


accommodations（調適）50, 111
accountability buddies（守望好友）184–5
addiction（成癮）140, 155
ADHD combined type（ADHD 混合型）18, 21
ADHD hyperactive-impulsive type（ADHD 過動 - 衝動型）18–19, 21
ADHD inattentive type（ADHD 注意力不足型）18, 20–2
'ADHD tax'（「ADHD 稅」）62, 183
alcohol intake（酒精攝取）140–3
anger（憤怒）43, 56, 59
anxiety（焦慮）38, 53–5, 74, 85, 100, 140–3
assessments（衡鑑）3, 30, 37, 59
attention deficit disorder (ADD)（注意力不足症）22
attention span（注意力範圍）200
automating tasks（工作自動化）198–9
bedtimes（上床）164–7
binge eating（嗜食）148–51, 158
body doubling（陪伴）186–7
boredom（無聊）109, 125, 136, 138, 142, 157, 162
brain（大腦）12, 15, 129, 142, 144, 150, 157, 170, 176
'brain dumping'（「大腦傾存」）190–1
brown noise（棕色噪音）201
burnout（精疲力竭）54, 74
caffeine/coffee（咖啡因 / 咖啡）84–7
causes of ADHD（ADHD 成因）13
checklists（檢查表 / 勾選清單）123, 196–7
clothing（衣服）179, 183, 189
cognitive behavioural therapy (CBT)（認知行為療法）47, 103, 143
colour-coding（顏色編碼）178–9
communication skills（溝通技巧）50
cooking（烹飪）144–7, 181
coping mechanisms（處理機制）142–3, 151
dating（約會）136–9
daydreaming（白日夢）20
deadlines（截止日期）116–19,（期限）201
decision-making（決策）53
decluttering（斷捨離）182–3
defining ADHD（定義 ADHD）10–27
depression（憂鬱）11, 38, 74, 141
diagnosis（診斷）2–6, 11, 18, 28–39
in later life（成年後）36–7
second opinions（第二意見）37, 38
what happens after（〔診斷出 ADHD〕之後會發生什麼事）6, 40–51
distractibility（分心）70, 97, 100–3, 134, 137, 160–1, 194
domestic chores（家務）144–7, 177, 181–3, 193, 195–9, 201
dopamine（多巴胺）14, 129, 142, 148, 151, 200
driving（駕駛）100–3
eating（進食）88–91, 144–7, 181
eating disorders（飲食障礙症）148–51
emotions（情緒）6, 35, 41–3, 50, 57
dysregulation（情緒不規律）56, 59–61, 101, 200
energy levels（精力）72–5
executive function（執行功能）57–8, 144
focus（專注）
difficulties（專注困難）64, 103, 146, 157, 159, 186, 200–1
參見 hyperfocus（過度專注）
food shopping（購買食物）120–3, 195, 197
forgetfulness（健忘）20–1, 32, 79, 88–91, 96, 104, 107, 120, 123, 189, 194–8
gamification strategies（遊戲化策略）174–5
gender（性別）24
genetics（基因）13
goal-setting（設定目標）175
habits（習慣）184
stacking（習慣疊加）172–3
hobbies（興趣）124–7
hyperactivity（過動）18–19, 21, 31, 33, 72–3, 84–5, 153
hyperfocus（超級專心）58, 63, 88–9, 106, 152–3, 176
impulse buying（衝動購買）120, 182, 183
impulsivity（衝動）21, 33, 38, 47, 57, 61, 98–100, 141, 148, 161
inattention（注意力不足）31–2, 100–1
information-gathering（獲取資訊）45
instructions, difficulties following（指示，無法跟從指示）50, 100, 108, 110–11, 145
intimacy（親密行為）160–3
labelling things（為物品上標籤）188–9
laziness（懶惰）24
losing things（弄丟東西）92–5
make-up（化妝）80–3
masking（掩飾）59
medication（藥物）14, 47–8, 166, 189
meltdowns（崩潰）59
messiness（雜亂）132–5, 182–3
misconceptions about ADHD（對 ADHD 的誤解）9, 24–7
misplaced things（忘了東西放在哪裡）92–5
mobile phones（手機）68, 71
mood swings（情緒波動）60
motivation（動機）184–7
movies（電影）156–9
music（音樂）200–1
negativity（負面）46
neurodevelopmental disorders（神經發展障礙症）12, 15
novelty（新事物）124–7
organisational skills（組織能力）89, 109, 123, 178–9, 182–3, 188–9
overcompensation（矯枉過正）55
oversharing（過度分享）61
overwhelm（無所適從、難以招架、應付不來）69, 112, 114, 119, 121, 132, 133, 182–3, 190–2
paperwork（文書作業）112–15, 145, 179, 181
parents（父母）25
personal hygiene（個人衛生）76–9, 145, 197
phones（手機）179, 194–5, 197
physical exercise（運動）128–31
Pomodoro Technique（蕃茄鐘工作法）176–7, 187
prevalence of ADHD（ADHD 盛行率）23
prioritisation difficulties（難以排出輕重緩急）133
procrastination（拖延）24, 79, 176, 180, 186
punctuality（準時）55, 63, 68, 70, 96–9
rejection sensitive dysphoria (RSD)（拒絕敏感性焦慮）61, 105
relaxation（放鬆）75
reminders（備忘錄）194–5
rewards（酬賞）175
savings（存款）199
screen-free activities（不用螢幕的活動）155, 167
self-esteem, low（自尊，低自尊）139, 141
sensory sensitivity（感官過敏）34–5, 59, 74, 77–8, 121, 161, 163
sleep problems（睡眠問題）33, 68–9, 73, 166
social lives（社交生活）136–43, 194
subtitles（字幕）159
support（支持）45, 47, 49, 50
symptoms of ADHD（ADHD 症狀）16–18, 30–4
talking things through（談論）44–5
texting（訊息）104–7
tidying up（整理東西）132–5, 182–3, 187, 189, 193,195, 201
time 'blindness'（時間「盲」，沒有時間觀念）55, 63, 68, 70, 90, 96–9, 117
tiredness（疲累）72–5
treatment（治療）14, 47–8, 103, 143, 166, 189
types of ADHD（ADHD 類型）18–22
video games（電玩）152–5
visual cues（視覺線索）119, 173, 178–9
waiting mode（等待模式）63
waking up（醒來）68–71
white noise（白噪音）201
work（工作）50, 108–11
working in batches（分批工作）119, 180–1
working smarter（聰明工作）170–1
working memory（工作記憶）64
zoning out（走神）64, 136–7, 158